さらば古典医学

ある医師の
実践の記録

さぁ始めよう
21世紀の科学式
ラマダンダイエット

六本木クリニック院長
山田 博規

はじめに

この本は私が実践している健康法をご紹介する本です。この本を読み私の日々実践しているマニュアルを実行すれば、誰もがダイエットに成功し「あらゆる病気」から逃れることができるでしょう。

しかし残念ながら臨床経験40年の私が到達したこの健康法を実際の臨床現場で、患者さんに勧めることはできません。私の働いているのはどこにでもある、内科の外来やさまざまな企業の産業医学の現場だからです。

とても残念なことですが、現状の医学は日進月歩の様々な知見を取り入れることなく、古い20世紀に確立されたやり方のまま、統計学的、確率論的やり方で患者さんに対しています。でもこのやり方では本当に患者さんに一番いい健康法を提示しているとは言えません。確率的にこちらの方がよりマシですよというような理屈で、薬が処方されているに過ぎないからです。

私が実践しているやり方は、最新、最高の知見を論理的に積み上げながら、何が患者さんに一番いいかを考えてやっていくという合理的考え方に基づいて行なっているのです。私は臨床現場では患者さんに勧めることなくこっそり一人で最新、最高の合理的健康法を行なっているということになります。

それではあまりに、勿体無いし多くの人に申し訳ないので、現状の医療現場の大雑把な医学では決して到達しえない最新最善の健康法をこの本を通じて、少しでも多くの皆さんと共有したいと考え私の健康法の実践を本にしたという次第です。

この本は現状の医学を告発し断罪するのが目的ではありません。最高の学問であるべき医学は21世紀になって分かったような最新、最高のパラダイムを使った新たな医学を構築していくべきであるという提案です。

私は1人だけ先走って、この新しいパラダイムに基づいた健康法を実践しています。

実際の医療現場ではどのお医者さんも旧来の医学を急騰墨守しているのでこの本の内容が多くの人にとってあまり聞いたことのない話ばかりかもしれません。しかしいくら耳慣れなくても真実は真実なのです。本当の真実に基づいた知見に基づいて多くの人に健康になって欲しいというのが私の願いです。

最後までお読みいただければとても幸せな気分になりこれからの人生への希望が今までになく湧いてくるかもしれません。

ぜひ最後までお読みください。

CONTENTS

第1章　今の医学のパラダイムは本当に正しいのか

医学は最高の学問だと教えられてきた子供時代

子供の頃から医学は最高の学問だと教えられてきました。子供の頃読んだ百科事典にも大学と呼ばれるのは、神学部、法学部、医学部のある大学だけであるとギリシャ時代から言われていると書かれていました。これは大きくなってから知ったのですが、エマヌエル カントが言ったことだとも言われています。

今は、この三つの学部が存在する大学は日本にはありません。でも私

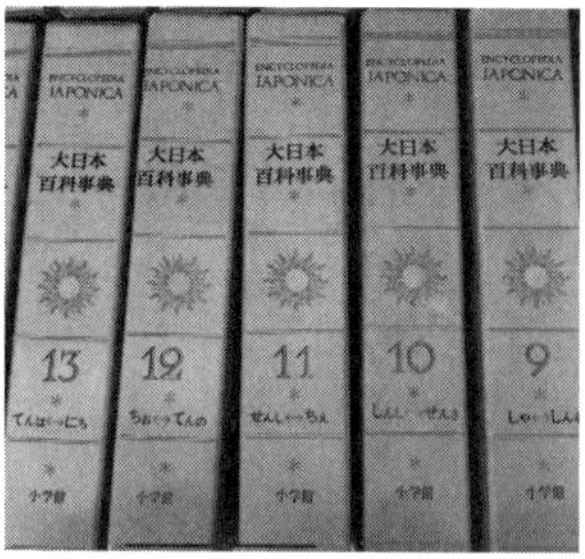

は物事の本質を知りたいと思っていたので、ぜひとも最高の学問と言われる医学の勉強をしてみたいと思っていました。

医者になることが目的なのではありません。物事の究極の本質を知りたいと思い医学部を志望したのです。あるいは最高の学問と言われている医学を勉強したいと思ったのです。こういう志望動機はとても変わったものかもしれません。でも、私にはそういう記憶がはっきりと残っているのです。

医学部に入学してみると

それから、40年以上の日々が過ぎました。私は一年浪人はしましたが、幸運にも、総合大学の医学部に入学することができました。その総合大学の教養部のカリキュラムには、文学や哲学の講義を受けることもできました。また英語やドイツ語はいうに及ばずフランス語やラテン語が必須だったのです。必修科目だった物理学の中で相対性理論や量子力学も勉強しました。数学では「デーデキント切断」も勉強しましたが、40年以上経って、その知識が「意識の科学」の大家であり偉大な数学者であるロジャー ペンローズ卿の本を読むときに役立つとは思ってもみませんでした。その当時私はさすがに医学部は生命の本質を知るための学部だから、教養科目も多彩であると感心したものでした。

しかし、私が感心できたカリキュラムは教養部まででした。残念ながら専門過程のカリキュラムには生命とは何かということを知ることができるような講義は皆無でした。

専門の科目の退屈さに辟易しながらも私は医学部を卒業しました。その後自分は医者としての経験を40年近くも続けることになりました。生命の本質を知ることを研究することでは食べてはいけませんから。しかし、正直に言って、現状の医学に対する違和感は持ち続けてきたのです。その違和感の始まりは医学部3年生になり、初めて専門の講義を受けてからです。その時私は何となく今講義を受けている医学部の先生方は体を機械としてみる還元主義的アプローチをとことん追求されている先生ばかりなので、生命の本当の姿を教えてくれないのではないかという気がしたのかもしれません。何となく医学部の専門講義は今までの教養部での講義とは違っているという違和感を感じたのでした。その違和感の根源とは何かが最近になってやっとわかったのです。その詳細を明らかにし、解決法を提示することがこの本の本題です。でも先に結論を書いてしまえば、医者は命を預かっているのだから、細かいことがはっきりしなくても、とりあえずやらないといけないことをやるべきであるという考え方に私は違和感を感じたのです。本当に正しいと確定したわけではなくても、今の医学の中で言われていることをとりあえずやるのが臨床であるというような考え方です。でもそれでは生命の本質に迫ることは「決して」できません。

実際の臨床外来とそのパラダイム　―現状医学の病気の捉え方は正しいか?―

私の知的興味としての、人間の本質を知りたいという気持ちとは別に、方法論に疑問を持ちながらも医者になった以上、そして医者である以上、患者さんのためになることをしなければなりません。一般にその時点での最新の知識を動員して、患者さんに最高の医療を施すのが医者の役目であると私はずっと考えていますが、それは当然の常識であると思います。

しかし、そうはいっても、本当に患者さんのためになる医療を実践することは大変難しいことです。

重症の癌の人は、亡くなってしまうことも多いですし、糖尿病のコントロールをきっちりすることも本当に大変です。高血圧や高脂血症、花粉症、リウマチ、胃潰瘍、逆流性食道炎、潰瘍性大腸炎、睡眠時無呼吸症候群、気管支喘息、アルツハイマー病、心筋梗塞、脳出血。胃癌。肝臓癌。胆嚢癌。膵臓癌。大腸癌。

数え上げれば病名の数にはもちろんきりがありません。しかし色々な病気と診断された人が毎日外来を訪れて、薬の処方を希望するのです。ところで、極端なことを言うようですが、こういう病名のつけ方が間違っていて、いわゆる病気というものの捉え方が間違っていたとしたらどうでしょう。当然間違った考え方は根本的に改める必要があります。

病気の捉え方が間違っているという言い方は極端なことを言い過ぎであると思われる方も多いかもしれません。例えば、糖尿病とは何か。なぜなるのか。その捉え方が今の医学では間違っているのではないかという問題提起をしたいと思うのです。高血圧とは何か。花粉症とは何か。リウマチとは何か。そういうことの捉え方が今の医学では表層的なものにすぎず、病気の根本を何も考えていないとすれば、それで本当に患者さんの健康に役立っていると言えるのでしょうか。表面的な現象を追いかけるだけの医学で本当に患者さんのために役立つことができるでしょうか。

私の問題意識はこの一点にあります。読者の方もどうかそういう視点で物事をみていくことにお付き合い頂きたいと思います。

あらゆる医学が対症療法に過ぎないことをとりあえずやっているのに過ぎないとしたら、そんなことは最高の学問である医学に相応しいと言えるのでしょうか。私は臨床医として40年過ごしてきましたが、こういう疑問は片時も頭を離れることがないのです。

大学1年生の時たまたま知り合った、神戸大学文学部の3年生の先輩が、「今の医学は対症療法に過ぎないと言われているから、山田くんはぜひ頑張って、病気の本質に迫ってほしい」と言われたことを思い出したりするのです。この言葉の解決のために、私はずっと臨床を経験して来たとも言えます。しかし、この問題はとても難問で、40年経ってやっと答えらしきものが見つかりました。この難問を出題された場所にちなんで、これを神戸アポリアと名付けたいと思います。アポリアとは難問という意味です。神戸アポリアの最終解は最後までお読みいただければ、必ず出てきます。ぜひ、期待してお読みください。

でも振り返って、現実世界に戻ってみましょう。実際に病院の外来診察をやっていると患者さんは次から次へと現れます。一コマ３時間程度で数十人の人が来られます。この人たちに、薬を処方するという作業はほとんど流れ作業になってしまいます。それは現実問題としてやむを得ないとも言えるのかもしれません。

また、そういう仕事の仕組みだから仕方がないというようにも言えます。私も自分が生きていくためにそういうやり方を40年間も甘受し続けてきたのだから生意気なことを言う資格はないのかもしれません。でも論語には「過ちを改むるに憚ることなかれ。」と書かれています。私は少し恥を忍んでこの本を出さなければならないのです。

機械的な薬の処方が本当に患者さんのためになっているなら、とても素晴らしいことで、医者が患者を治療するという本来の姿であるということかもしれません。しかし、このような大量の薬の処方が、本当に患者さんのためになっているのでしょうか。そういう疑問が、最近になって私の中でますます大きくなっていったのです。というよりさっきも言ったように常に自分を韜晦しながら40年間外来臨床をやってきたとも言えます。人間というものには忍耐力と共に適応力もあるので私でもそういうことができたのでしょう。

機械的処方と『メンタル対策』への根本的疑問

臨床外来での薬の機械的な処方についての疑問が顕在化したきっかけは、私が「産業医」という仕事を始めてからです。産業医を始めたきっかけというものは、長い間の臨床医学の経験に失望していたということもあります。精神科単科病院での同僚の医師から、産業医というものの存在を教えてもらった私は医師会の講習を受け産業医活動を始めることにしたのです。私は東京近郊の大手石油精製企業で産業医を10年間続けました。そこでは週3回、1日10人近くの人たちの面談を行ってきました。ほとんどはメンタル疾患だと診断されていると言ってもいいくらいです。でも実際に面談してみると、私からみると単なる人生の悩みを精神科医からメンタル疾患だと断定されているのです。例えば職場での悩みやプライベートな色々な悩みについてです。離婚問題とか不倫問題とか、女性に騙されたとか、ギャンブルにはまってお金を使い込んだとか。そういう悩みで、落ち込み会社を休んでしまう。そういうことを上司に相談すると、それはメンタルから来ているのだから精神科に行ってみてもらって来いという仕組みになっています。あるいは自分でネットで調べて精神科に行く人も多数出てくるようになりました。多くの人はそれが当たり前と思っているかもしれません。しかし、その実態を10年以上見続けている私はネットに、「精神科に行くなんてあり得ない、安易に行っても何の解決にもならない」という情報が広がっている社会に変わって行くべきであると思っています。

精神科では、うつ病とか適応障害とか適当な病名をつけて、薬を処方し、1か月間の休務を要するなんて、診断書を出してきます。

そうすると産業医はその診断書にしたがって、社員を休ませる措置を取るのです。

それで、半年とか1年たつと復職可能の診断書がでてきて、産業医は、復職可能の判断をするのです。

こういう自動的な仕組みが出来上がっています。それは件の大手石油生成企業に限らず、品川にある外資系大手企業でも、井の頭線沿いの伝統のある大企業でも、外資系の電気会社の研究所でも、郊外にあるホームセンターの支店でも、室町時代から続いている老舗のメーカーでも政府が主導で大手3社の或る部門を統合した大企業でも大小、業種を問わずそういう風に扱う仕組みになっています。

私は、こういう仕組み自体がおかしいと指摘し続けています。人生の悩みをすべて精神科的疾患だと断定するのは明らかに間違っているのです。これは病気の押し売りです。決めつけだともレッテル貼りだともいえます。こういうレッテル貼りによって本人の自由意志を否定しているのです。「お前はうつ病なんだから薬をのんで休まなければならない。そうすれば病気がよくなり、復職できるだろう」という決めつけです。

しかし、人生の悩みは常に起こっているものですから、あるいは人生というものはなにがおこるかわからないし、カオスの世界を泳いでいくのが人生ですから、そのような勝手な決めつけで、問題が解決するわけもないのです。

しかし、「メンタル対策」という美名の下、人生の悩みはすべて精神科的疾患で、それは薬で治療すればなおるという、「間違った前提」ですべてが組みたてられているのです。

それが患者さんのためになればもちろんいいのですが、それは患者さんの利益には全くなりません。なぜなら、患者さんは薬の副作用で、別の人間のようになってしまうし、ある意味人格改造と言ってもいいように変わってしまう場合もあります。ある本では、ゾンビのようになってしまうという表現を使っていました。精神科の薬にはすべてそういう作用があります。それだけではなく、病名による決めつけとレッテル張りによって、人生の悩みをきっかけに、別の人生を強制的に歩ませられることになってしまうのです。精神科的病名は唯名論のように一人歩きして、患者さんにレッテルを貼っていくのです。こういう厚労省のやっている「メンタル対策」なるものの仕組みのアウトカムについて考えてみなければなりません。こういうやり方は患者さんの利益になっているでしょうか。社員の利益になっているでしょうか。会社の利益になっているでしょうか。社会の利益になっているでしょうか。こういうことを常に考えているべきであるとおもいます。

私の判断は多分ほとんどの人も同じだと思いますが厚労省主導の「メンタル対策」なるものは誰の利益にもなっていないと思います。つまりアウトカムは大きなマイナスです。無駄な税金や保険料を使って、誰の利益にもなっていないのです。天下の愚策だと言えるでしょう。

それだけではなく正直者が馬鹿を見る、道徳的頽廃を進めていると思います。

こういう風潮は残念ながら今は世の中に広がり、少し悩んでいるとメンタルがやられているから医者に診てもらったほうがいいなんて言説が普通に交わされるようになったのです。

病気の押し売りをしている精神科医療

しかし、人生の悩みを解決できる方法を精神科医が知っているでしょうか。そんなもの精神科医にわかるはずがないのです。しかし医者という権威を使って、精神科医は恰もそういう悩みを解決できるようなふりをして、メンタルクリニックにきた患者さんの相談に乗っているのです。しかし精神科医のやっていることは、親身になって話をきいてくれる「良い」先生であっても、おざなりに機械的に薬を出す「悪い」先生であっても、本質的には同じことです。適当なもっともらしい病名をＤＳＭに基づいて付けることと、モノアミン仮説による薬の処方です。病名をつけるなんて簡単です。医学を勉強していなくても誰にでもできるほど簡単です。現象をもっともらしく名づけるだけでいいのです。例えば大食いであっても、小食であっても摂食障害という病名をつければいいのです。単なるアル中でもアルコール依存症です。ゲームに熱中する若者もゲーム依存症。現象に症という言葉を付け加えることで、病名が出来上がるのです。あるいは人生の悩みで落ち込んでいたらうつ病。ちょっとした幻聴が聞こえたら、それですぐに統合失調症。こういう病名は唯名論のように人々にレッテルを貼っていくのです。

こういう仕組みをだれが作り上げたのでしょうか。医者が自覚的に作り上げたのではありません。医者は医者という権威を貸してはいます。製薬会社や、厚労省に。しかし、庇をかして母屋を取られているのです。

製薬会社は、医者の権威を使って病名を作り出し、莫大な利益を上げているのです。厚労省は専門家と称する医者の権威を借りて厚労行政に莫大な予算を使っているのです。本来であれば、別の枠組みで扱うべき、ホームレスや、知的障害、認知症老人。こういう人をすべて入院させて精神科病棟を形成しているのです。この結果ＯＥＣＤ諸国の中で、ダントツに多い精神科病床が日本には存在しているのです。まさに不思議な既得権益と言えると私は思います。

医学はなぜ『最高の学問』であり続けているのか

話をもとにもどしましょう。私は人間の本質を知りたいと思って最高の学問と言われている、医学を勉強したくて医学部に入りました。ではなぜ医学はある意味尊敬されているのでしょうか。医学の権威というものはどこに由来しているのでしょうか。

私はそれは臨床医学という言葉にあると思います。臨床という言葉です。臨床という言葉はclinicalの訳語です。床に臨むという意味です。床というのは患者さんが、横になっているベッドという意味です。患者さんは病気で怠いからベッドに横になっているのが普通だと考えられているからこの言葉ができたのでしょう。しかし、患者さんが横になっているのは、怠いからだけではありません。この、臨床という意味は最初は死の床についている患者さんのそばについている医師という意味だったのです。死の床についている患者に対して、死の宣告をできるのは医師だけです。それだけの訓練が必要です。誰でも彼でも死を宣告することはできません。死を宣告することは医者の特権です。

だから臨床という言葉の中には、医者の権威の源泉が含まれています。死の床についている患者の死の判定をするくらい厳密なことをやっている医師なんだから彼のやることは信用できるという前提があるのです。その権威が今も少しは保たれています。その権威を使って、「名医の進める糖質制限ダイエット　我慢しなくても楽々痩せるレシピ集」なんて本が巷にあふれているのです。全くデタラメが書かれていても何となく人々は信用してしまうのです。その結果、本は売れて執筆した医者も、出版社も少し懐が暖かくなるという仕組みです。中身が全く根拠がなくても誰も指摘しないし責任も問われないのです。

死の判定を最終的に行う権利を行使するためには医学の過程を修了しなければなりません。だから医学は最高の学問だとギリシャ時代から言われてきました。人間の本質を知りたいと思った私は最高の学問に基づいて、人間の本質を追求する勉強ができると思って、医学部に入りました。

しかし、医学の専門課程に入っても、人間とは何かということについては全く学びませんでした。医者が、患者に少し高圧的な態度をとれるのは一般人にはわからない生命の本質をお医者さんは知っているからなのではないかと、私自身は密かにずっと思ってきました。だから医学部に入ったら、こっそりそういう勉強をするのかもしれないと思ったりもしていたのです。一般人には教えてもらえないことを医学部では教えてくれるのだろうとある意味期待していたのです。しかし、専門課程に入ってもそういう講義は全くありませんでした。授業はとても退屈でした。知識の羅列と現象の解釈。それだけです。生命とは何か人間とは何かなんて知るきっかけになるような講義は皆無だったのです。

現状医学の実際

今の医学は製薬会社の経営戦略に沿って、様々な現象の病名付けと機械的な薬の処方に走っているのです。人間とは何か、とか、生命とは何かということについて、語れる医者は一人もいないと言ってもいいくらいです。もちろん残念ながら私自身を含めて。

現象に病名を付けて薬を処方するというやり方は、精神科疾患に限ったことではありません。人生の悩みをすべて精神科的疾患だと断定するのは精神科のやり方ですが、内科でも同じようなことが起こっているのです。例えば、逆流性食道炎なんて病名が横行していますが、これは単に食べ過ぎで、胸焼けしている状態だともいえます。糖尿病も、食べる量を減らせばインスリンなんて必要ないのです。インスリンは肥満を誘発するので、本当は悪魔のホルモンなのです。

最新の知見による発癌機構の本当のメカニズム

癌治療については莫大な医療費がかかっていますが、癌の原因は遺伝子の異常ではなくミトコンドリアの異常であるとも言われています。ミトコンドリアが司っていると言われているアポトーシスメカニズムが働かなくなる。それが異常な細胞の増殖を許し癌につながっているのです。

Warbulug効果というものも見直されつつあります。ワールブルグという医者はヒットラーの診察もしていたので、戦後は無視されてきたとも言われています。でも彼はとても大事ながん細胞の特徴を発見したのです。がん細胞は酸素が豊富でも、糖新生回路と呼ばれる回路で栄養物を代謝し、その結果乳酸を大量に産生するという発見です。正常細胞なら酸素がある時にはこんなことはしません。ピルビン酸回路というものを使うのです。でもがん細胞は酸素があっても乳酸ができるような糖新生回路を使うのです。

癌は遺伝子の異常ではなく、異常な代謝の亢進である。異常な糖新生の更新で乳酸を多量に産生しこれが周りの細胞を壊していく。またアポトーシス機能をもったミトコンドリアの異常も同時に起こります。アポトーシスとは自分で細胞が死んでいくという働きですから、これがなくなることにより細胞は無限に増殖します。この二つが相まって、癌の止められない暴走が起こるのです。まさに癌は代謝異常によって起こる病気です。過剰なエネルギーの摂取すなわち食べ過ぎが癌発症に関わっていることは明らかなのです。DNAの異常だけにこだわっていては癌の予防はできないのです。DNAの発見は英米系の学者によってなされたから、癌の発症についても遺伝子異常にこだわるバイアスができていたとも言われています。ドイツ系のワールブルグの業績は無視され続けてきたのです。

現状の医学は癌は神からの試練の遺伝子異常でなるものだから、誰がその運命になるかわからない。な

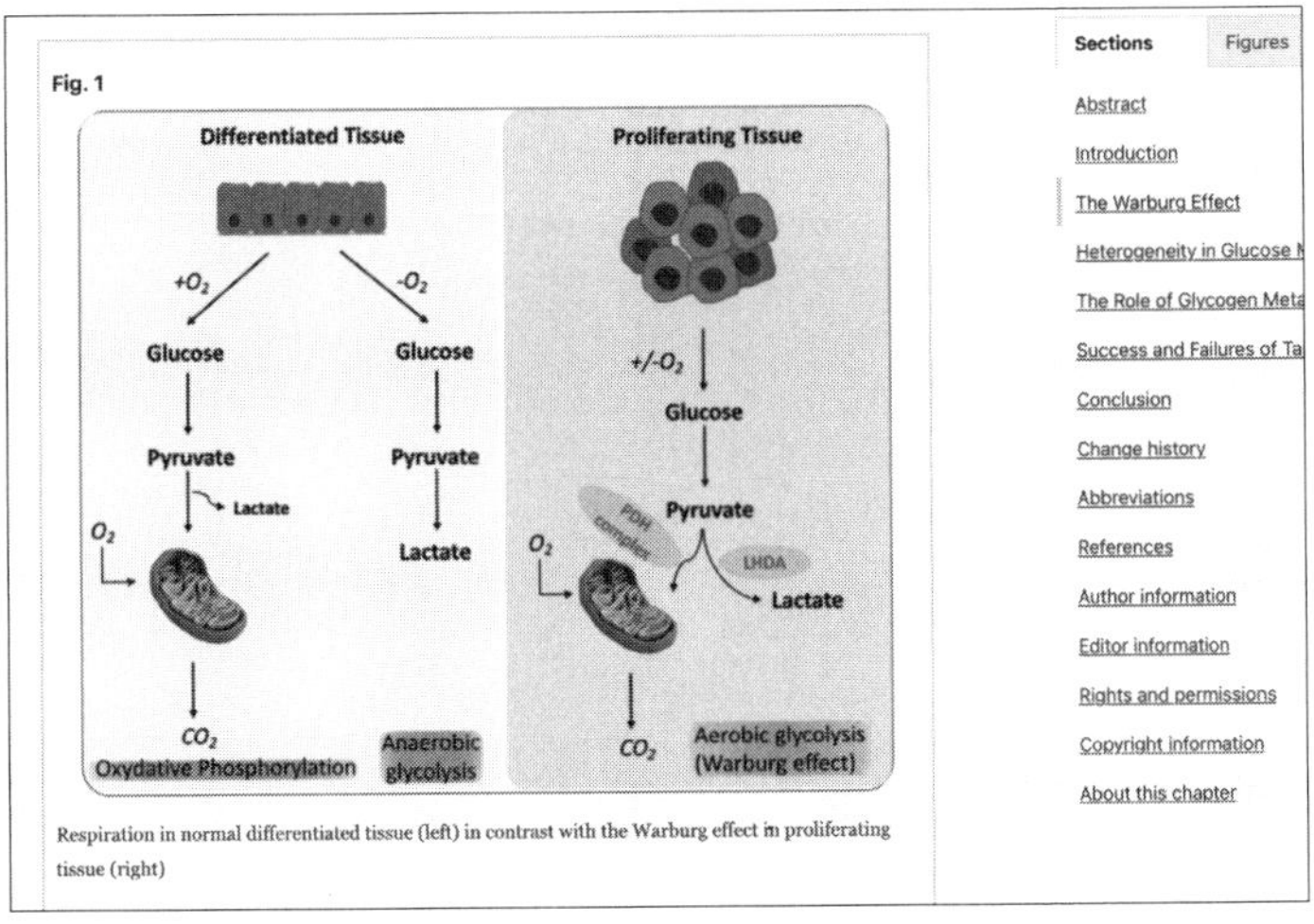

https://link.springer.com/chapter/10.1007/978-3-030-65768-0_1

ってしまったらその運命を受け入れて後は看取るしかないというスタンスでホスピスなんてやっているわけです。でも本当に医学が最高の学問なら、癌にならない方法を追求すべきであり、21世紀の知見はその方法を明らかにしつつあるのです。癌は神の試練なんかではなく、普段の生活習慣に大きく関わるとすれば、予防できるのも確かなことです。

医学の権威はこのままで保てるだろうか

高血圧も食べ過ぎが原因です。これは私自身が、自分の体で証明しました。高血圧というものを病気として扱うのも一種の病気の押し売りだとも言えます。

ダイエット外来の広告が電車などに乗ると毎日のように更新されています。こういうクリニックは食べなければ痩せられるという単純な話を医者の利潤追求のために運営されているのです。製薬会社だけではなくあらゆるところで医学の権威を使って金儲けが行われているのです。医学の権威の無駄使いであることは間違いありません。こんなことをしていると医学の権威はどんどん落ちます。

医者の権威を保ってほしいと私は考えています。ですから医者という身分を明かしてそれを利用する以上その内容は本当の根拠に基づいて正しい知識を提供していかなければなりません。

ところで世の中に出回っている医者の書いたダイエット本を皆さんもご覧になったこともあるでしょう。しかし私の勉強した観点からするとそのほとんどが全くの虚偽に満ちています。こんなことでは最高の学問であったはずの医学の権威は地に落ちていくでしょう。

各論は各章に譲ることにしますが、私の言いたいことは右のパラグラフでほとんど尽くされています。しかしほとんどすべての医者は現状の医学に満足し、病気の捉え方についても現状医学の捉え方に疑問を持っている方はいないと思います。しかし、現状医学の病気の捉え方は間違っている部分が多いのです。間違った理解で正しい治療ができるはずがないのは当然のことです。

医者であることの役得の行使　―最新の知識でこっそり自分だけをケア―

私は少なくとも自分自身にはできるだけ厳密な科学的視点での健康法を行いたいと思います。それはある意味医者の役得だと思います。専門知識を自分に当てはめることによって、自分が一番の健康体になれる。それは医学部を目指す人のちょっとした動機になるかもしれません。私にも実は恥ずかしながらそういう少しいやらしい気持ちがありました。今そのいやらしい気持ちが少し満たされているのかもしれません。現在私自身は自分で見つけた最高の方法を自分の体に適応してやっていくことを決意し、実は今日もそれを実践しているのです。その方法を編み出すことについては40年間の臨床経験は全く役に立っていません。というより、現状の医学のやり方では本当に健康になれないというネガティブな役割を勉強させてもらったのかもしれません。私がさまざまな洋書を渉猟した結果では、単純に食べないことが一番の健康につながるのです。その理由や方法について、ぜひ読者の皆さんと情報を共有したいと思います。医者の役得を独占するのは私の道徳観念が許さないのです。しかし何度も言いますが残念ながらこの情報について日々の臨床外来で私自身医者として患者さんに勧めたことはありません。私は個人的に自分の得た知識で自分に最良のことをやっているのです。これを他人に押し付けることは残念ながら医療現場ではできないのです。それが保険診療の仕組みであり、産業医体制という枠組みというものです。残念ながら私はその枠組みからは普段は一歩も出ることはできません。しかし、自分自身にどういう健康法を採用するかはまさに私の自由意志で選択することができるのです。

ダイエット法のたった一つの正しいやり方

では、読者の皆さんのためにその秘訣をまずは書いておきます。一言で言えば一番の健康法は一日一食寝る前に好きなものを腹8分目食べる。この一文に尽きるとも言えます。これが、ストレスなく健康を保つ私自身が実践し提唱している方法です。

正しいダイエット法を見つけ出した根拠

その根拠は、私の渉猟した様々な最先端の研究成果です。それは医学の研究成果だけではなく、生化学や物理学や数学や「意識の科学」の最新の知見に基づいています。これに加えて、哲学や宗教の洋書なども含まれます。渉猟した範囲は多岐にわたります。

極端な相対主義の方は私の健康法は世の中に数多く主張されている健康法の一つだと言い切るでしょう。「あなたがそういう意見をお持ちなのはわかりました。でもそれが本当に真実かどうかはわからないですよね。」意地悪い目で相対主義者の彼あるいは彼女は私を見るでしょう。確かに色々な意見があるのは間違いありません。しかし、多くの医学研究は医療関連産業のバイアスがかかっています。そういうバイアスから自由な視点で、最新最高の知見から、少なくとも自分には最高の健康法を見つけ出したというのが私の結論です。自分自身に当てはめるので、正しくないような方法は絶対に採用しません。そういう意味では私も利己主義の塊かもしれません。

こういう私の健康ダイエットを臨床現場で主張したら袋叩きに遭うでしょう。寝る前に一食なんていうのは今の産業医学のメタボ講義の全くの反対の主張ですから。でも、これは私自身が実践している本当に正しい健康法であると私は確信しています。本当の真実だと確信しています。なにしろ自分に適応する方法なんだから、いい加減な方法では私の利己心が許しません。

病名至上主義の臨床医学と『意識の科学』との出会い

この本で皆さんにお伝えしたいことは、医者の権威を使った、病気の押し売りはもうやめておこうという呼びかけでもあります。本当に患者さんのためになる臨床をやろうという呼びかけです。

確かに、私も臨床医や産業医として、そういう病名至上主義でできた旧来の医学のパラダイムの恩恵を受けてきたことは間違いありません。そのおかげで、普通以上の給料をもらい、その結果、伊豆の別荘に自動運転のＢＭＷで毎週通って、温泉に入り、この本の構想を練ることができたとも言えます。でも、私は医者がそんなに忙しくもなく普通以上の給料をもらえるのは、それは医者は生命の本質を考える立場にあるからなのだと信じ続けてきました。生死に常に立ち会う医者にしかわからないことがあるから、生死の宣告以外の空いている時間には十分勉強し、研究して生命の本質を追求すべきである。そのための、時間とお金はこちらで保証しよう。私は勝手な考えかもしれませんが、社会が医者にそういう風に要請しているのではないかと思ってきたのです。それが医者の権威の源泉になるとも思ったからです。

実際に医者の権威による高給のおかげで私は勉強する時間とお金を得ることができました。しかし、このまま、いい加減な医療を続けていてはこの医者の権威は保てなくなります。医者の勧めには従わずに薬を使わなかったけど元気であるというような言説がネットやメディアで飛び交っています。それは現状の医学が本当に患者さんのためになることをやっていないという証拠でもあるのではないでしょうか。

命とは何か、人間とは何か。その前提から出発して、我々はどのように生きていくべきなのか。そういうことを私は考え続けてきたつもりです。偉そうに大袈裟に言い過ぎかもしれませんが、私は医者になりたくて医学部に入学したわけではなく最高の学問を勉強したいと思って医学部に入学したからです。最高の学問の視点から、人間の幸せには何が一番いいかを知りたいと思い続けて来たのです。

意識の科学との出会い

その中で、最近実は「意識の科学」という学問が存在していることを知りました。

話は少し飛びますが、ある週末、別荘でテレビをみていると衛星放送ＢＳ１で立花隆氏の臨死について考えるドキュメンタリーが放送されていました。ご本人自身も、がんを宣告され東大病院に入院し亡くなられてしまう。その入院直前までの活動や著作についてのドキュメンタリーです。でも知の世界を古今東西に渡って渉猟された、立花隆先生ではありましたが、「意識の科学」には出会われていなかったようなのです。「意識の科学」という学問自体が日本ではあまり知られていないのです。「意識の科学」とはまさに魂、心、マインド、精神。そういうものをすべて、研究する学問です。臨死体験とか自分の人生について知的に考えるとすれば、格好のツールとなる学問です。立花先生が「意識の科学」に出会えなかったことはとても残念なことだと思いました。

私はこれから「意識の科学」の入口から入って、読者の方に、物事の本質がお伝えしていけたらと少し生意気にも思っています。

唯物論的還元主義と量子力学

人間とはどういう存在なんでしょうか。これは物質的還元主義では、「決して」解明できません。人間を含めて、生き物も所詮物質の集まりである。石や岩や土やガラスや鉄の棒と変わらない。所詮分子の集まりである。これが唯物論です。だから、人間の体を切り刻み、解剖し、臓器を腑分けしていくことですべてがわかるという考え方です。従来の医学はさらに進んで、臓器を切片に切って、顕微鏡でみて、その状態を調べる。さらに進んで、切片からタンパクを取り出して、そのタンパクの量を調べる。さらにはＤＮＡを取り出して、その発現の様子を調べる。そうしていくことで体のことがわかり、病気を直すことができるだろう。これが還元主義です。

体を物質の集まりとして考えこれを切り刻み、分析していけばいつかその本質に達するであろうという考え方です。この考え方は唯物論的還元主義と言っていいでしょう。

ところが、この考えを推し進めていくと、実は解決困難な問題に遭遇してしまいます。DNAやタンパク質と言ってもこれは最終の還元物ではなく、さらに細かく分けられます。原子です。炭素や水素や窒素や鉄や亜鉛がこの中には含まれています。ではこの炭素や水素は何でできているでしょうか。それは原子核と電子です。では原子核は何でできているでしょうか。それは陽子や中性子などです。この、粒子は、とても小さいものです。ここまで小さい粒子は粒としての性質と波として

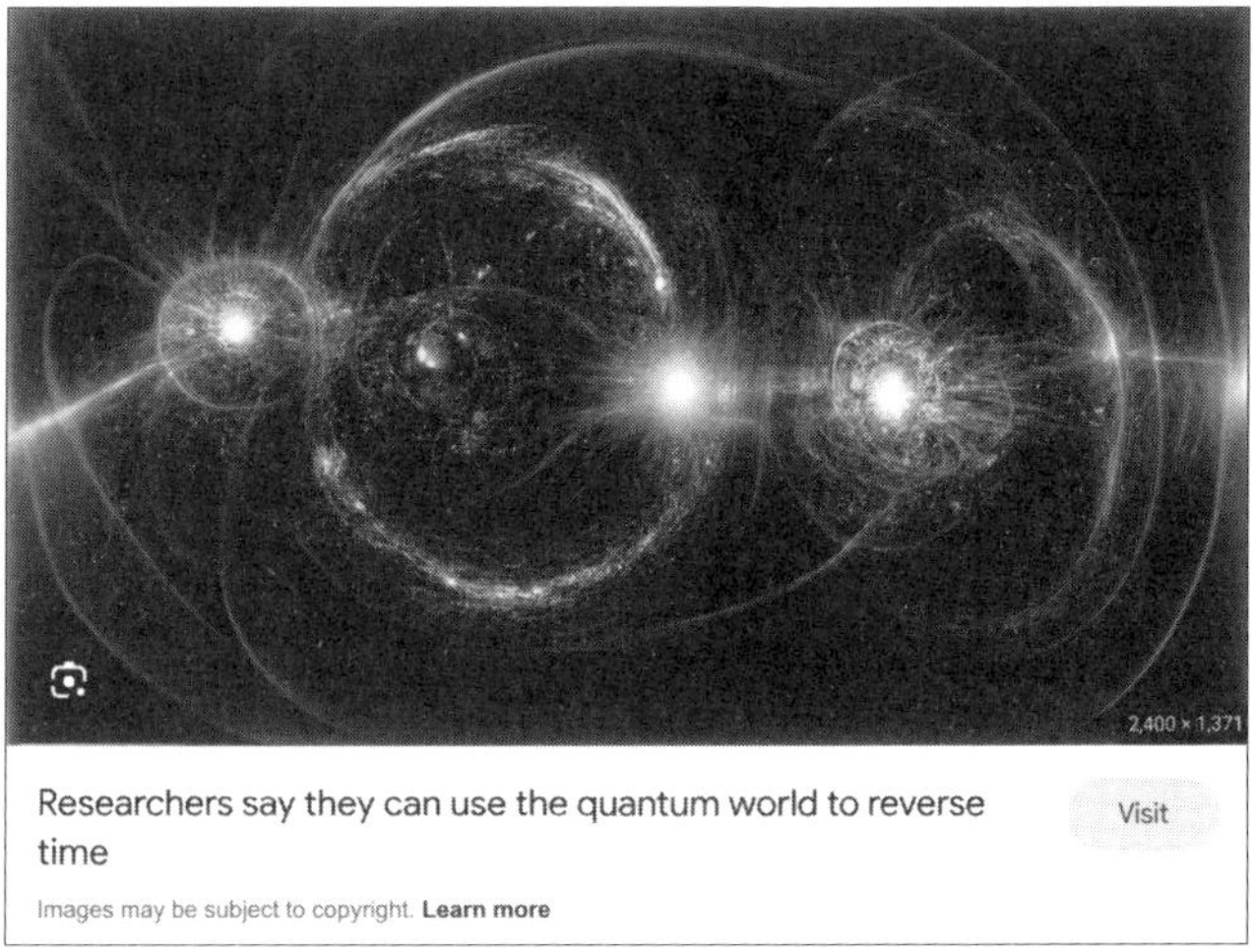
2,400 × 1,371
Researchers say they can use the quantum world to reverse time
Visit
Images may be subject to copyright. Learn more

https://bgr.com/science/researchers-say-they-can-use-the-quantum-world-to-reverse-time/

の性質を持っています。この性質を研究するのが量子力学です。量子力学の理論では時間が逆行したり、いわゆるテレポートが起こるということも言われています。これは20世紀物理学の因果論とは明らかに矛盾するものとなるのです。最高の学問であるべき医学はこういうことも含めて、研究しなければなりません。

ですから、唯物論的還元主義を徹底するなら、分子の量子力学的振る舞いまで、研究する必要があります。ところが現状の医学ではそういうことは考慮されていません。だから、現状の医学は不十分な研究結果を絶対的真理として扱って、物事を主張しているともいえます。こういう20世紀的科学主義のパラダイムは古いものと考えざるを得ず部分的真実しか解明されていないというふうに言えると思います。

しかしにもかかわらず、今の医学は量子力学的視点は横に置いたまま物質的還元主義をあくまで推し進めることに血道をあげているのです。

どんなことが起こってもそれは、これこれこういうメカニズムが働いているからだという風に唯物論的還元主義によってもっともらしく説明するのです。メカニズムということは因果関係しか考慮に入れていないということです。でも人間を含めた生物の体の中では、生き物は機械ではありませんから、因果的メカニズム論だけで説明できないことがとてもたくさんあるのです。その前提を知っておかなければなりません。

現状医学の『お医者さん達』の嘘っぱち

とても卑近な従来医学の悪い一面を表した一例をあげます。

ここに「脳疲労ゼロ革命」というタイトルの雑誌の特集があります。

そこには何人かの医者が、色々なことを記事として載せています。その見出しを見てみると次のような見出しのオンパレードなんです。


「減量失敗はあなたのせいじゃありません。

食事の治療も太陽型で行きましょう。

食べたいものを満腹にそれが大切です。

自律神経への負荷が私たちを疲労させる。
5分で寝落ちは睡眠ではなく気絶。
自律神経系は年齢とともに衰えていくものです。」

以上どれもっともらしくて耳障りがいいですが、どういう理由でそんなことが主張できるのか全く不明と言ってもいいのです。第一医学部の講義で、栄養学なんて全く行われていないのです。栄養学の試験もなければ実習もありません。そんなことでこんな断定的なダイエットについての言説をなぜ平気で弄することができるのでしょうか。

でも大体雑誌に寄稿しているお医者さん達の意図はわかります。ただ単に人々に媚びるような言説を医者という肩書のもとしているだけなのです。私にはその神経が理解できません。単に少しばかりの原稿料がもらえればそれでいいのでしょうか。単に人々の都合のいいようなことを言って雑誌が売れればいいと思って原稿を書いているのでしょうか。こんなことを信じて、痩せるわけもなければ健康になるわけでもありません。たらふく食べて、痩せるはずがないのです。肥大化している欲望を制御することなくして、何事も達成できないと考えるのが常識だと思います。しかしここに原稿を寄稿しているお医者さん達はそういう古い常識は新しい医学研究からは間違ってますよと言わんばかりのメッセージを発しているのです。しかし、そのメッセージはすべて根拠のないものです。それどころか全くの虚偽です。死亡宣告の現場ではないから適当なことを言ってもだれも責任を問われません。それをいいことに医者という名の下、本当に根拠のない嘘をばらまき続けているお医者さんのなんと多いことでしょうか。

生命とは何か、人間とは何かを考えたこともない医師のなんと多いことでしょう。

『意識の科学』は何を問題として考えているか

私は、精神科の診断のいい加減さを追求する勉強を続けているうちに、意識とは何か心とは何か、魂とは何かということが、全く研究されていないことに気づきました。そして、21世紀になってから、数学者や哲学者や物理学者や心理学者の間で、意識とは何かという科学が勃興していることを知りました。

その成果を確認するだけでも、何年もかかりそうですが、すぐに理解できるようになる可能性もあるのです。私は常に楽観的な方にかける性質なので、すぐに理解できるほうにかけて、寸暇を惜しんで本を読んだり、動画を見たりしています。

「意識」というものは今までは科学研究の中では無視されてきました。それはいわゆる科学研究の対象としては難しすぎるからでしょう。そもそも意識を研究する方法論がわかりません。あまりにも漠然としているのです。明らかに「意識」というものは存在しているけれども「もの」ではありません。どこかに浮遊しているのが見えるわけでもないのです。まさに雲をつかむような話です。研究をしようとしてもとても難しいのは間違いありません。でも難しいからと言って無視してはいけません。ないものとして扱うのは絶対にいけないのです。科学は専ら物質だけを研究対象としてきたのです。だから「意識」は存在しないもののように扱われてきたのです。

日本語のことわざを少し思い浮かべれば、意識が物質と離れて存在しているのは自明だとも言えます。

百聞は一見にしかず

論より証拠
机上の空論
仏作って魂入れず
聞いて極楽見て地獄
志は木の葉に包む

日本語にはこういうことわざ、あるいは慣用句があります。これは、体験こそが大事なのである。物質的には同じでも心がこもっていなければ全く別のものであるという「意識」とは何かという問題の一番のポイントを言い当てた言葉だと思います。

物質的還元主義では説明できないものは確実に「ある」のです。その解明が難しいからといって無視してもいいということにはならないのです。最高の学問であるべき医学はこういう視点を忘れてはいけないと私は思います。そういう視点を持って初めて本当に患者さんのためになる臨床を実践することができるでしょう。

唯物論を超えて

政治の世界ではマルクス主義は完全に敗北しました。東西冷戦が終わり、資本主義体制の陣営が勝利したのです。この結果日本でも、日本社会党は壊滅し、日本共産党も現実の政治にはほとんど影響力を行使できないでいます。明らかに唯物論が間違っていて、社会に対する見方がおかしかったからでしょう。気持ちや心を大事にせずに、人間を部品のように取り扱っていては誰も支持してくれなくなるのです。

ところが、医学はいまだに唯物論的還元主義にこだわって、人間を機械のように扱っているのです。臓器という用語にそれが表れています。脳や、心臓や、肺臓や、腎臓や肝臓や、解剖すればそういうものがあるのだろうけれど、生き物は全体で生き物なんです。その根源は、意識や、心や、魂や、精神にあるのだという「意識の科学」を研究している学者たちの前提を正しいとすれば、いくら人間を切り刻んで分析しても、命とは何か、人間とは何かということは決してわからないのです。医学は一刻も早く、唯物論的還元主義から脱却すべきなのです。あるいは還元主義を徹底するなら量子力学的アプローチも含めて、研究していくべきなのです。

私の究極の目標　―臨床現場では教えられない本当のことをお教えします―

健康に、生き生きと楽しくゴージャスに暮らすためには、何が必要か。40年臨床医学を経験し、人間の本質とは何かを考え続けて、古今東西の本を読み漁った医者が到達した入口まで皆さんをお連れしたいと思います。

最新、最善の知識から編み出した、健康法を私は自分で実践しています。この健康法を実践した結果、1人でも多くの人が、平気で150歳くらいまで生きられる世界が来ることを期待しています。

一番最後に結論としてとても素敵な提案がありますので、最後までお読みになれば、幸せな気分になれるだけではなく、どうすれば、本当に健康なダイエットができるかもわかるはずです。期待してお読み下さい。

第2章　メンタル疾患のパラダイムに対する疑問

「医療現場では決して言えない一言。メンタル疾患なんてない。精神科医の共同幻想である。もっと言えば妄想に過ぎない。健康な生活を望む人は絶対に精神科に近づくべきではない。」

精神科に対する思い

医学部を卒業して、何科に行くか決める時に、僕はぜひとも精神科に行きたいと思っていました。内科や外科という、いわゆるメジャー科には失望していたからです。

僕が何に失望していたかと言えば、臨床医学というものが生命の本質に迫るというところから出発するのではなく、現象をただ追いかけて統計に走ることしかしていないと思ったからです。

でもそんな中で精神科は違うと思いました。人間の精神についての本質を見極めようとする考えがあるような気がしたのです。

しかし、当時京都市役所に勤めていた伯父から強く反対されたのです。伯父は仕事の関係で、たくさんの精神科の医師と交流があったのです。そんな叔父は厳しい顔で20代前半の私に言いました。「精神科医の多くはどちらが患者か医者かわからない状態の人達ばかりである。博規にはそんな風にはなってほしくない。」ニコリともせず叔父はそう言いました。もう40年以上前の話ですから、私の叔父に「偏見」が強かったのだという風にも言えます。でも私は結果的に精神科を客観的に外から見ることができるようになったので、今はこの時の叔父の言葉にとても感謝しています。

私は、精神科の勉強は、他の科に行ってもできるという言葉に説得されて、第3内科に入局したのです。医学部に入った時と同じ理由です。

哲学や政治学は医学部に入っても勉強できるけれど、医者にならなければ、医学について本当には語れないという言葉に説得されて医学部を受験したのと同じことでした。

しかし私は医者になってからも一貫して精神医学を尊敬してきました。きっと人の気持ちを研究して僕らにはわからないことを知っているのだろうと思っていたのです。お医者さんが命の本質を知っているから少し高慢なんだろうと思っていたのと同じような感じです。

中井先生の思いで

ここで私と精神科との関係でもう一つ付け加えておかなければならないことがあります。学生時代に精神科を教わった当時神戸大学精神科の主任教授であった、中井久夫という方のことです。私は彼の講義を受けました。講義を普通に受けている時は別に特別な感慨はなかったのですが、卒業してから彼の講義を受けたことは一つの自慢になるほどのことだと精神科の同僚から言われたことがあります。中井久夫という教授は精神分裂病の大家として、すごく有名な方だったのです。

中井先生は私が大学に在学中に、「分裂病と人類」という本をお出しになり、読書人であった私も早速読ませてもらいました。その中には二宮尊徳のことが多く書かれていました。しかし当時私は丸山眞男の「日本政治思想史」というような本で荻生徂徠とかについて読んでいたので、別に新しい知見を得られた感じはしなかったということを覚えています。江戸時代の儒教思想というバックグラウンドを少しは勉強していたので。

また、その本の中で二宮尊徳についてたくさんのページを割いているのに題名が「分裂病と人類」とするのはかなり羊頭狗肉の傾向があるのではないかと思ったものでした。

レヴィ ストロースの「構造人類学」を私は当時読んでいたので、この内容でこの題名は羊頭狗肉の誹りを免れないと強く思ったのです。文化人類学が当時の知的世界では流行だったのです。構造主義とかがとてもトレンドでした。あるいはボードリヤールとかピエールブルジューとか。当時私は、知的世界で流行しているような本を追いかけて読んでいたのです。

そういう中で「分裂病と人類」という以上、人類学的な視点が必要だと思ったのです。しかし、この本には人類学的発想というものは皆無でした。2023年時点の私の視点から考えるとつまりclinical anthropologyという学問に出会った今の私から考えてみるとこの「分裂病と人類」という題名は羊頭狗肉の極みであるとも言えます。「分裂病と人類」という題名を冠している以上、200万年の人類進化の歴史から説きおこすべきなのに、そんなことには全く触れず自分のたまたま育った、奈良盆地の天理教の教祖のことがあたかも憑依の典型例のようでそれを精神医学的に説明できると主張されているのですが、そんな手柄話のような逸話もわずか百年程度前の話に過ぎないわけです。こんな逸話で人類について何か語れるでしょうか。もちろん、私は中井先生の知的な態度はとても好きだったし、他の教授とは違う特別な先生ではありました。歴史学の一つの流派であるアナール学派について、精神科の講義の中で触れられた時、知的世界では常識なのかとかなり感心しました。私自身は「子供の誕生」というような本を読んでアナール学派についても少しは知っていたので。そういう知識に医学部の講義の中で出会えたのはかなり嬉しかったのを覚えています。私は中井先生をずっと尊敬してきましたが、今の私の立場からすると、21世紀からみると間違った精神科のパラダイムを広げた張本人の1人であるという捉え方もできます。20世紀の医学は人々を本当に幸せにはしていないのではないかというのが私の今の到達点なので。今は中井先生に対してはかなり批判的な考えになっています。進歩は常に過去を乗り越えていくところにあるのだからやむを得ないことだともいえます。

産業医学との出会いとパラダイムへの疑問

その後、私は非常勤で、精神科単科の病院に長く務めることになりました。

そこでは、身体医学的に患者を見てほしいと言われました。精神科のことは我々が専門的に診察する。ただ、身体医学については専門外だから、先生の知見をぜひ使っていただきたいと言われたのでした。

それは精神科単科の病院では普通のことだったのです。そこで私は、産業医という仕事のあることを知りました。産業医という仕事は社会の仕組みもわかりやりがいもあるという言葉に誘われて、私は産業医ということもやってみることにしました。

これは、大変幸運なことだったと思うのですが、幾つもの大企業で、産業医をすることができるようになりました。私はそこでの経験で、現状の産業医の体制、精神医学のパラダイム、ひいては、医学全体のパラダイムについて、根本的な疑問を抱くようになったのです。

精神科の単科の病院で働いている精神科医の先生方はとてもいい先生ばかりで、患者さんのためにどうすればいいかという問題意識が希薄であるとは思いません。しかし、精神医学のパラダイム自身が間違っているのだから、本当に患者さんのためになるような医学などできるはずがないと今ははっきりと断言できるのです。ここの先生方には色々刺激を受け様々なことを教わったので、悪口を言っているわけではありません。でも、すべての今のお医者さんたちは間違ったパラダイムで患者さんを見ているという認識に私は達しています。この間違いを修正しないといけないというのが私の立場です。

私は産業医の経験の中で厚労省の主導する「メンタル対策」に対する疑問を強く持ちました。それは「メンタル対策」という名の下、「メンタルをやられている」人についてケアしないといけないという方針で具体的にやられていることがとんでもないことのオンパレードであったからです。自分の面談する様々な企業の社員のすべてが、「単なる人生の悩み」を精神科疾患だと断定され、薬を出され、休ませられる。こういうことが普通に行われているのです。

しかし、普通に考えて人生の悩みは薬で解決するはずがないのです。もしかして、読者の皆さんは精神科に行けば薬でなんとかなるようなことが色々あるのではないかと思われている方も多いかもしれません。しかし精神科の診断も治療も全く根拠のない砂状の楼閣の虚偽に満ちたパラダイムで行われているのです。こんなとんでもないことが行われているのはなぜかというのが私の一貫した問題意識です。

私は、20社以上の企業の、産業医を経験し、今でも、7社の産業医をやっています。業種は、IT企業。大手石油精製企業。ホームセンター。老舗寝具企業。保育園。老舗肉料理専門店。外資系IT企業。種々雑多な企業の産業医を経験させていただきました。具体的な企業名を出せば誰でも知っている企業ばかりです。そのことについてはとても感謝の気持ちでいっぱいです。

たくさんの企業の産業医を経験させてもらったお陰で、メンタル対策の実態を知ることができたとも言えます。

私がメンタル対策という名のもとやられていることがおかしいと思った3つの事例について、もう一度書いておきたいと思います。このことは詳しくは拙著「あなたはうつではありません」を読んでいただければわかります。

第1の事例は、うつ病という診断で休んでいるのに、ネットで婚活して、彼女を作った事例です。彼は、寮から歩いて、10分の会社に行けないのに、車で3時間の彼女の家には行けるのです。このことについて、精神科のうつ病で休務が必要と言う診断書があると誰も何も文句は言えないのです。

この実態は正しいでしょうか。誰のために税金や保険料が使われているのでしょうか。気ままな若者の、我儘を守っているとしか思えないのです。

第2の事例はうつ病で休んでいる間に、住宅ローンを組んで家を新築した人のことです。住宅ローンを組んで、家を工務店に発注し、設計を考え、契約書に捺印する。そんなことができれば仕事だってできるではないですか。ところが、精神科医の診断書がありさえすればこの矛盾について誰も指摘することができないのです。

第3の事例はうつ病で休職中に海外旅行に行ってきたという例です。30前の女性社員でした。職場の人間関係の悩みで会社には来られなくなった。その結果、うつ病の診断書をもらい、会社を休んで療養することになったのです。1ヶ月に一回の面談を行いました。「この1ヶ月調子はどうでしたか。」私は事務的に聞きました。彼女は「ウインブルドン見てきて楽しかったです。」と答えたのでした。

会社には行けないのに海外旅行には行ける。こんなおかしなことはないと私は私の常識から判断しました。しかし、精神科医の診断書があればこういうことについて、誰も疑問を挟めないのです。うつ病で会社を休んでいる間にリフレッシュで海外旅行に行って何が悪いのと若い人は言うかもしれません。私の常識が古くなっているのかもしれないという考え方もあるでしょう。しかし、私は色々な悩みがあっても、仕事に精励している人達のことを思うとそういう浅薄な新しい常識を許すことはできないのです。

私は「メンタル対策」という美名のもと、夥しい税金や保険料の無駄遣いと、企業のとんでもない損失と、懸命に働いている通常の社員に多大な負担をかけるとんでもない愚策が政府主導で行われていると思います。精神科医の単なる一枚の診断書で、こんな無駄なことがまかり通っているのはどういう理由なのでしょうか。その理由も実は簡単です。これもパラダイムの問題です。間違ったパラダイムを後生大事に信じているのが現状の精神科の先生方です。私はそのパラダイムは全く信じないという立場です。信じるか信じないかではなくそのパラダイムは明らかに間違っているのです。ご都合主義で精神科医たちが自分達のために勝手に作り出したものに過ぎないとも言えます。

間違った二つの座標軸　モノアミン仮説とＤＳＭ

具体的に書きます。精神科の実態は、全く証明されていない、仮説に過ぎないモノアミン仮説に基づく薬の処方と、操作的診断を使った、ＤＳＭという診断基準で行われているのです。

精神科という以上、精神のことについての学問であるはずです。簡単にいえば気持ちや心についての学問です。しかし、気持ちや心というものは常に変動し続けています。医者の気持ちや心も常に変動し続けています。患者と言われる人の心も常に変動し続けています。このように、両方とも常に変動し続けているものについて、医者は患者の気持ちや心を正確に観測することができるでしょうか。「科学的に⁉」

そんなことできるはずがないのです。科学というものは、ケプラーやガリレオやニュートンが近代科学を作ったと言いますが、それは理想空間という名の死の世界を見ているから出来上がった法則です。等速直線運動は現実世界では決して起こらないのです。理想気体は存在しないのです。でも科学はそういう理想空間を夢想して、様々な法則を見つけていくことにしたのです。

精神科の中でもそのような科学的方法を見つけようとしたのですが、さっきも言ったようにお互いに常に変動している気持ちと気持ちの関係性の中で正確な患者の状態など、記述できるはずもないのです。だから、さっき言ったモノアミン仮説とＤＳＭという２つの座標軸でパラダイムを作り出すことにしたのです。

この２つが精神医学の尤もらしさの源泉です。この二つの座標軸を根拠に、精神科医はうつ病という診断書を出し、「単なる人生の悩み」をなんとか病と診断し、社員に会社を休ませ、傷病手当金の根拠を提供し、企業の生産性を落とし、莫大な税金と保険料の無駄遣いの源泉としているのです。

しかし、この２つの座標軸はとても根拠の曖昧な、ある意味全く間違った座標軸なのです。

小学生向けの科学雑誌レベルのモノアミン仮説？ ―単純かつ浅薄―

まずモノアミン仮説についてですが、これは「脳の働きだけ」から生起してくるに違いないという「気持ち」というものはアドレナリン、ドーパミン、セロトニン、主にこの3種類の、モノアミンで決定されている。という仮説です。気持ちが「脳の働きだけ」から生起してくるかどうかは実はしなければいけないとても深い議論があります。私も「意識の科学」という学問に出会って初めてそういう議論のあることを知りました。気持ちというものを「脳の働きだけ」からくるものとして考えていいかどうかはまだはっきりとは断定できないということです。しかし、精神科医はそういう議論はすっ飛ばして、うつ病はセロトニンが脳の中で低下しているから起こるのであると断定します。だから、うつ病を治すためには、セロトニンを増加させる薬を飲めばいいのである。こういう明快なあるいは言いようによってはとても単純なあるいは浅薄な理論です。

このモノアミン仮説は1950年代に提唱されました。しかし未だ仮説のままです。70年以上とても優秀な研究者が実験を続けているのに証明されていないのです。ということはこれほど頑張っても証明されないということは仮説自体が間違っているということではないでしょうか。

普通の常識的に考えて、気持ちの問題がそんな単純なわけはないのです。

ここで、気持ちの問題が、単純に説明できないということを具体的に例示してみましょう。そして気持ちの問題がそんな単純に説明できるわけがないという私の主張を証明して見ます。

私の今の家内は、長い間主にヨーロッパ人と取引をする会社をやっています。イタリア人やフランス人を日本に招待して接待するようなことがよくあるそうです。

和食の懐石料理を振る舞った時必ずされる質問があると言います。懐石料理では、コースの最後に、「お食事」と称して、ご飯と味噌汁と漬物が供されます。この時必ず、彼らは訊くというのです。「コースにスープが2度も出るというのはどういう理由なんだ。」家内は日本人としては当然の常識がなぜ彼らにわからないのか最初は戸惑ったということでしたが、まさにこういう食習慣の違いこそ民族性であり、文化の違いだということなんだとだんだん理解できるようになったということです。まさに、ご飯と味噌汁が出てきた時に西洋人は違和感を感じるその感性の発露だと言えます。

さて、問題です。「この違和感の原因はどこからきているしょう。モノアミン仮説に沿って説明しなさい。」

この問題は決して誰も答えられないと思います。

すなわち、「気持ちの問題がそんな単純な問題ではないと」いう私の主張が証明されたということです。

仮説が提唱された当時、モノアミンが発見されて、その同定が最新科学だったから、単にこの「新しい物質」に当時の研究者たちが飛びついただけに過ぎないのではないかと私は思います。当時の科学者も生きていかなければならないですから。生きていくためには手っ取り早く業績の上がる分野がいいですから。

精神科の偉い先生にこの私の意見についてぜひコメントいただきたいとも思います。

薬屋は精神分裂病を治す薬が発見されたと主張しそれに飛びつく権威主義のお医者さん達

もちろんクロールプロマ ジンという物質の発見も大きかったと思われます。この薬で、精神分裂病の患者が「治った」と製薬会社は主張し始めたのです。

しかし、これも詳しく調べてみると精神分裂病という病気の概念自体が曖昧です。他の精神科の病名と同じように。精神科医が分裂病だと言えば分裂病。うつ病だと言えばうつ病。人格障害と言えば人格障害。すべてがその類ですから。

病気の概念が曖昧なのであればどういう状態を治ったと言ったのでしょう。幻覚妄想状態の患者が大人しくなったのが典型的な治ったということなんでしょうけど。気持ちなんて常に動いているんだから、暴れているのが大人しくなったからといって、これで薬が効いたなんて本当に言えるのでしょうか。「幻覚妄想状態」と精神科医が言えば「幻覚妄想状態」なのです。これが本当はどういう気持ちの状態や患者の行動を指すかは正確には誰も定義できないのです。何となく、そんな感じだと精神科医が主張するだけで、その患者は統合失調症と診断され、その人の人生はとても悲惨な方向に変えられてしまうのです。

21世紀にも残る究極の人権侵害　―（措置入院、医療保護入院）―

自由意志を完全に奪われて、薬を飲まされ、病院から出られなくなり一生悲惨な副作用に苦しめられながら病院で過ごすという運命を受け入れざるを得なくなってしまうのです。こんなことが、21世紀の今の社会で放置されているということが私には信じられません。

根拠のない統合失調症という病気の存在」

分裂病患者がどの民族にも1％いるというのも根拠のない憶測に過ぎないわけです。してみれば逆に、精神分裂病という病気があると信じること自体も、精神科医の集団妄想と言えるのではないでしょうか。

製薬会社が推し進めた（モノアミン仮説）
―今日はどのトレンドで行きますか？―

モノアミン仮説を推奨するのに、強い役割を果たしたもう一つのステークホルダーはもちろん製薬会社です。製薬会社は根拠のないモノアミン仮説に基づいて、この薬はドーパミンとセロトニン、の両方に働きます。とかアドレナリンに働きますとか。徐放製剤ですとか。注射ですとか。1ヶ月効きますとか。色々な決まり文句で宣伝しては新薬と称して、同工異曲の薬を精神科医に売り込むのです。「新しい薬」が出ると説明会と称して、薬屋はホテルでパーティーを開いたり、病院で、小さな食事会を開きます。これは会社の宣伝経費になりますし、企業には全く損にはなりません。この一回のパーティーのご馳走や一度の食事会の少し豪華な弁当だけで、お医者さんたちは（美人？）MRのいわれるがままに患者さんに薬を処方することになるのですから。賄賂としてはとても安いお金です。こんな医者がどんどん多くなって医者の権威はどんどん落ちてしまうことになるのです。

薬を使うことでしか患者を治すことができないというパラダイムを信じている限り、医者といっても処方するロボットの役割でしかないのです。

それで、現実問題としてほとんどの精神科医は出されたワインリストからワインを選ぶように、患者の薬の処方を決めているような実態があるのです。肉料理には赤ワインのボルドーとか魚料理には白ワインのシャブリとか。統合失調症にはルーラン。うつ病にはエビリファイ。この類です。この処方にも流行がすごくあると思われます。流行ということは、本当に患者のために薬を選ぶのではなく、自分は流行も知って処方していますよ。ちゃんと勉強していますよと主張するために薬を処方しているのです。というよりも、薬屋の勉強会で教えてもらったやり方を踏襲していますという意味でしょうか。ガイドラインなんてものは薬屋が都合よく決めているだけで、個々の生きている患者を見て作っている訳ではないのです。医者のプライドがあればそんなものに本当は左右される必要もないと私は思います。しかし、多くのお医者さんたちはあくまでも自分の虚栄心のために流行に乗ると共にガイドラインに従っていると言ってもいいでしょう。今のパラダイムではそうせざるを得ないかもしれません。しかし、本当に患者さんに何がいいか考えるということは全くされていないということは薬の処方に流行があるという一事からすらはっきりとわかってしまうのです。目の前にいる生きた患者ではなくガイドラインを優先してしまうようなことが起こっているのです。

こういう実態があるのは同じ医者として恥ずかしい限りだとも言えます。こういうパラダイムは一刻も早く改めて欲しいと常に思っています。

もう一つの間違った根拠のない座標軸　ＤＳＭとＩＣＤ操作的診断？

では、患者を診断し病名をつけるとはどのように行われるのでしょうか。

これも、本当に普通の人から見たらこんなことでいいのというようなやり方がまかり通っています。

ＤＳＭやＩＣＤというような方法で行われています。いずれも操作的診断です。操作的診断と言えば何か科学的方法のように聞こえますが実際にやっていることはと言えばアンケートのような項目を提示して、これがいくつ以上ハイなら、うつ病ですなんて診断するという驚くべき単純な方法です。

この方法に私はずっと違和感を感じてきました。こんなことで人の気持ちがわかるはずがないとずっと思ってきました。それは操作的診断、というやり方自体が、機械が壊れていないかチェックするために使われ始めたものだからです。操作的というのはoperationalの翻訳で、機械をいかに上手く調節していくかというときに使われるモノです。「水は海抜0メートルのところでは100度で沸騰する。」英英辞典のoperationalの例文にはこういう文章が使われているのです。しかし気持ちは機械でも物質でもありません。気持ちは常に変動しているもので物理学の対象としては不適切なのです。

ですから、この診断基準そのものに信頼性は皆無と言っていいのです。

しかし、なぜ、精神科医はこんな単純な方法を使うことにしたのでしょう。

その理由も簡単に説明できます。それは患者の気持ちも医者の気持ちも、常に変動しているモノだから、そんなものを、一つの病名に収斂させることなどハナからできるわけはないのです。だから、同じ患者を見ても、精神科医同士で、病名が違うことが多々起こる。それは初心者の医者ではなくベテランや大家と言われる人の診断も医者によって違うことが頻発したわけです。これでは医学への信頼性がなくなると考え、「便宜的」に、操作的診断法を使うようにしたのです。最初は「便宜的」であってもいつの間にか現状見られているようにそれが絶対的真理として独り歩きしているのです。医学の権威をそれだけ人々は信じているからでしょう。しかしこういう権威の使い方は長期的には医学の権威を失墜させるだけだろうと私は思います。

操作的診断法は誰のために採用されたか

操作的診断法の採用は誰のために行われたことでしょう。明らかに患者さんのためではありません。精神医学の信頼性のためです。つまり精神科医のためです。患者のためになることをするのが医者の役割だと信じているものからすると、こんな小手先のやり方は長期的には医学の信頼性を著しく傷つけるモノだと思うのです。

それだけではなく、政府のお墨付きの下、精神科医の根拠の曖昧な診断書がとんでもない害悪を社会に及ぼしていると私は常に思っているのです。

こんな体制は一刻も早く是正されるべきであると考えています。

禁忌の薬を平気で使う精神科医　訴えられなければ何をしてもいい？

私が、ある病院で仄聞したやりとりを書かせていただきます。糖尿病の人に使ってはいけないクエチアピンという薬があります。「HbA1cが6.3なんですけど使ってもいいでしょうか。」こんなことを質問している研修医がいます。ちなみにこの値が6以上なら明らかな糖尿病です。「そのくらいなら使っても訴えられることはないよ。せっかくクエチアピンが『効いている』のだから神経質になりすぎてエキセントリックにやめることはないよ。」ベテランの精神科医はそう答えます。その患者の体重は病的に増えているのに。それは明らかに薬のせいなのに。また検査結果は明らかに糖尿病を示しているのにベテランの医者はそう研修医に指導しています。

訴えられなければ薬を続けていいというのが全く患者さんのことを考えていないという証拠だと思うのです。この時、このお医者さん達の考えていることは患者のことではなく、自分が訴えられなければいい、訴えられさえしなければ何をしてもいいという心性です。こんな心根の医者が増えたのは従来の医学が、生命の本質に迫るような教育を全くしてこなかったことのつけであるのだと思います。こういう旧来医学はやめるべきなのです。

患者のために薬を出すのではありません。医者は治療のためには薬を処方するという選択肢しか思い浮かばないのです。ある意味、患者のことを考えて薬を出しているとも言えるのかもしれませんが、その薬を出すことで、患者の人生が今後どのようになっていくかまでは全く考えていないのです。私の好きな将棋の比喩で言えば目先の駒得のことばかり考えて、大局観が全くないと言うふうにも言えます。この局面で簡単に飛車は取れますが、飛車をとった次の瞬間、玉は積み筋に入ってしまうのです。薬を処方する時には患者さんの今後の人生の先まで考えて欲しいと思うのです。

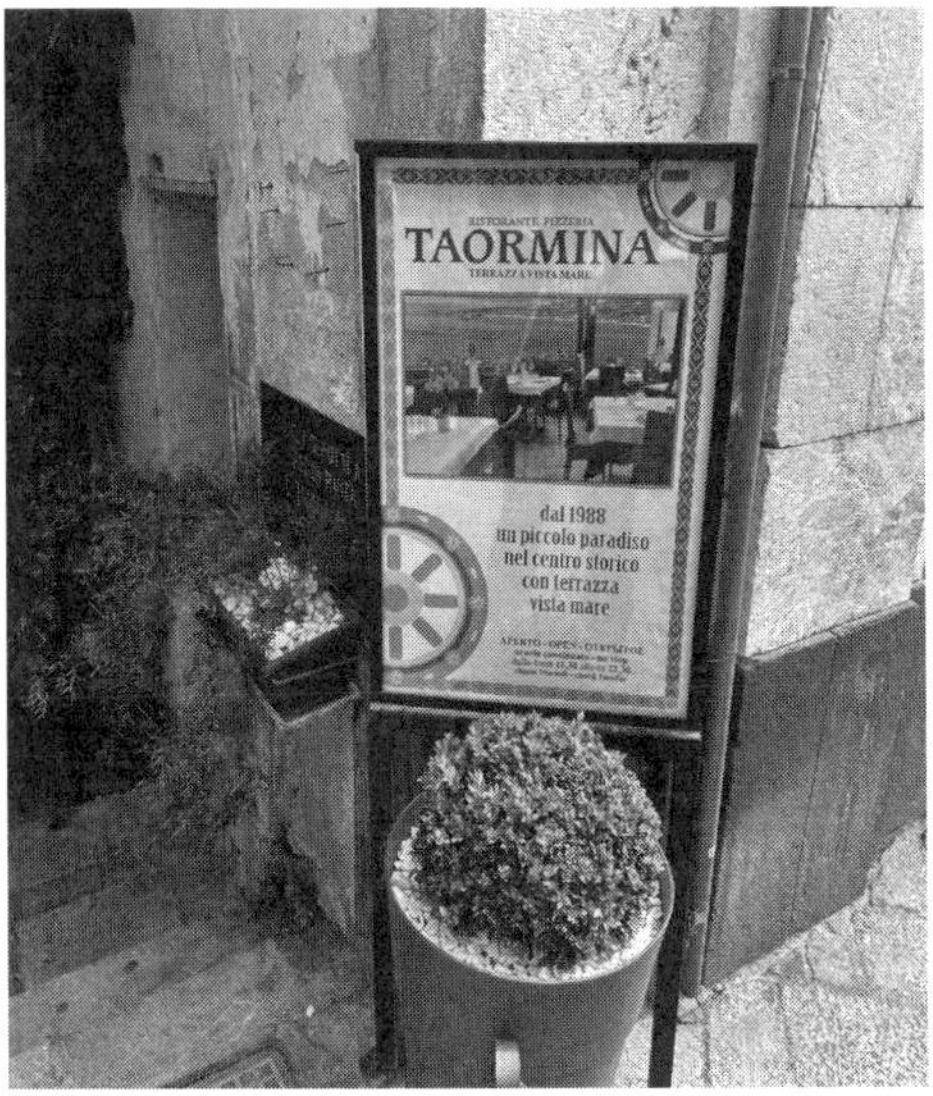

薬が効いているか効いていないかということについて、客観的基準というものは全くないと言って良いでしょう。あるとすれば単なる本人の訴えだけです。だから、この時このお医者さんの言っている「効いている」という言葉も単に患者さんが「効いている気がする」という言葉にすがっているだけだとも言えるのです。客観的に見れば明らかに患者は肥満になり糖尿病は悪化しています。結果として、寿命も縮まっていることは間違いありません。しかし、そんな客観的評価にはお構いなしで、「エキセントリックに薬を止める必要はない」と若い医師は指導されるのです。患者第一ではなく自らの保身を第一と考えるような指導体制がまかり通っているのです。若い医師はそれが当然と考えるようになるでしょう。

こんな精神科医療の実態は一刻も早くやめるべきだと私は考えます。

意識の科学学会でモノアミン仮説は全くの虚偽であるとの発表

2023年5月にシチリア島タオルミーナで開かれた意識の科学学会での研究成果を一つご紹介

しましょう。

それは精神に作用する薬の作用機序についての発表です。

現状の医学では様々な薬の作用機序が、例えばＳＳＲＩだと、細胞表面のリセプターの機能を抑制するとか、機能を強めるとかいう作用機序で効果が発揮されていると主張しています。

しかし、その主張は部分的な真実でしかなく、様々な精神に作用する薬、サイケデリックな幻覚を誘発する薬物も、抗うつ薬も、麻酔薬も実は神経細胞の中の、crytoskeltal microtubeに作用していることが明らかになったという発表があったのです。

さらに興味深いことに、このmicrotubeは１００hzで振動する神経細胞に共鳴し、フラクタルな振動によ

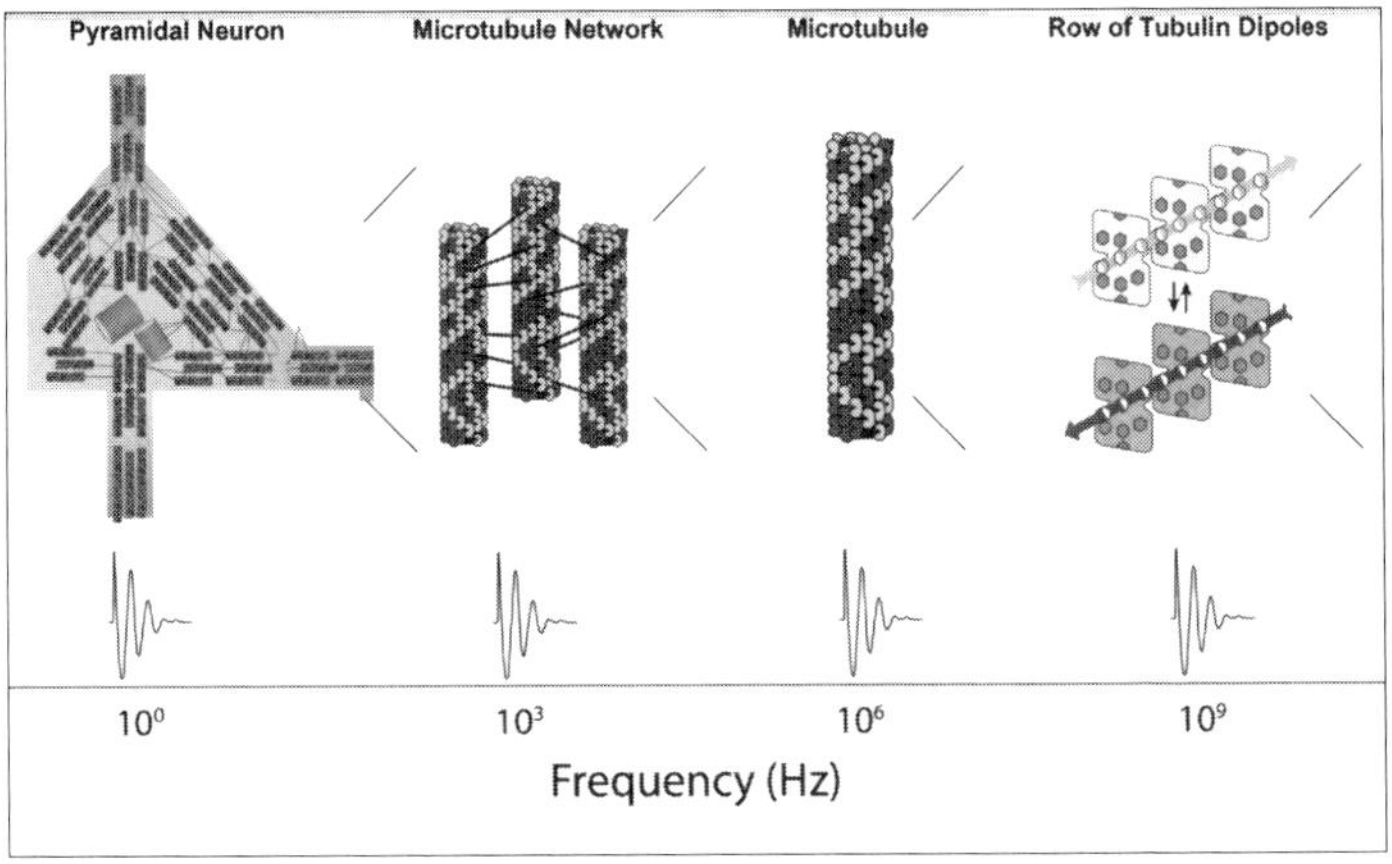

https://www.frontiersin.org/articles/10.3389/fnmol.2022.869935/full

って、ヘルツレベルだけではなく、キロヘルツ、メガヘルツ、ギガヘルツレベルで共鳴しているということがわかったのです。（Andrian Bandyopadhay group NIMS in Japan）共鳴するというエネルギーを使って情報が伝達されている可能性も示唆されるのです。単純な分子生物学を研究しているだけでは決してわからないことが、生物の中では常に起こっているということが明らかになったと言えるのではないでしょうか。

この研究はインド人が筑波の研究施設で行ったとのことでした。日本の研究者たるものこのくらいは知っておかなければならないのではないかと私も自戒の意味も込めて強く感じたのでした。

従来医学では細胞の表面だけの話しか考えていないのです。神経細胞の中で起こっていることを考えるのが21世紀の科学です。細胞表面のリセプターを考えているだけの現状のアプローチはこの研究の観点からだけでも全く不十分だと言わざるをえません。

ついでなので、モノアミン仮説がいかにいい加減で出鱈目であるかということの論証のために意識の科学について、少し詳しく書かせていただきたいと思います。

（意識の科学）に興味を持った理由

私はもともと内科医であって、精神科には門外漢です。しかし、純粋に知的興味から、脳科学には従来から興味を持っていました。

もう、随分以前から、私は精神科の、診断や治療が間違ったパラダイムからできているという結論には達していたのですが、ではどうすればいいかと言うようなことははっきりとは言えないでいたのです。

そのような中たまたま、丸善で見つけた一冊の本を読んだことがきっかけで、海外では「意識の科学」というものが研究されているということを知ったのです。

その本の題名は

The Quantum Psychiatrist : From Zero to Zen Using Evidence-Based Solutions Beyond Medication and Therapy by Dr Dona Biswas

という本です。

この本をきっかけに、海外ではscience of consciousnessということが盛んに研究されていることを知ったのです。

私はその中で、Daniel DennettとかRoger PenroseとかDavid Chalmersとかいう人の著書を知り、この学問を極めることが、様々な問題の解決に役立つと考えたのです。

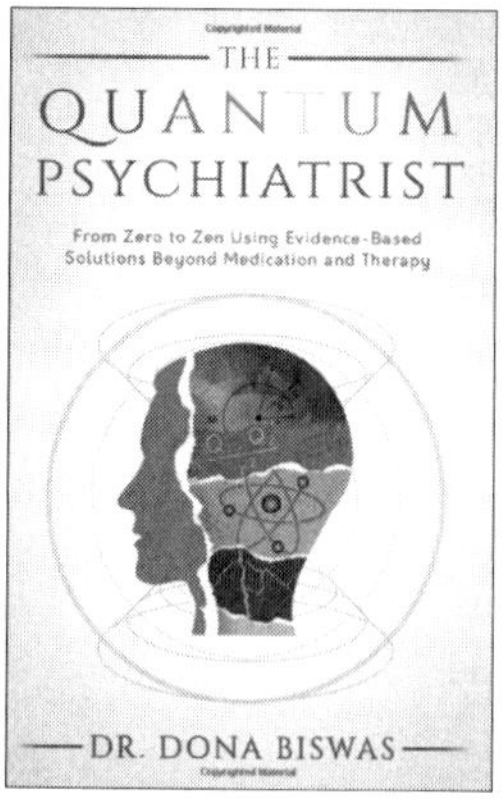

その理由をお書きしましょう。「意識の科学」は20世紀後半まで意識は行動主義心理学者によって、その研究を禁止されてきたと主張しているのです。人間の行動はパブロフの犬の唾液反応のようなものの積み重ねであるという単純な行動主義原理。この考えは人間を機械のようにみなし、ものとして扱う唯物論的還元主義とすごく親和性が高いのです。

そういう背景から、人間の意識について本格的に考えることはある意味禁止されてきたと「意識の科学」を研究する学者達は主張します。

だから、エンペドクレスやアリストテレスやヒュームやショーペンハウアーやカントやデカルトなど歴代の哲学者たちの知見を無視して、意識や行動というものを表面的に単純化したものとして捉えるやり方しか認められてこなかったと「意識の科学」は主張します。20世紀的科学主義は形而上学を非科学的なものとして無視してきたと言ってもいいでしょう。

しかし必ず絶対に存在している意識というものをないものとして扱っても有意義な研究ができないのは当然のことです。

21世紀になりこんなことでは駄目だと考えた数学者や哲学者や物理学者は、意識について、もっときっちり科学的に解明しようとしたということです。こういう前提でできたのが「意識の科学」学会です。私は哲学や文学を一所懸命勉強していた頃を思い出して、この考え方に非常に共鳴したのです。

（意識の科学）での二つの論点

人間の行動は何によって規定されているか。それは単純に脳の働きで説明できるとしてきたのが今までの自然科学的捉え方ですが、構造や機能が全く同じ脳を二つ作ったとしても二つは同じ行動をとるだろうか。魂がなければ、ゾンビに過ぎないのではないかという例え話をDavid Chalmersという有名な数学者はよく提示しています。ことによると何か宗教がかっていて受け入れにくい人も多いかもしれません。でも、脳の構造が全く同じだから、すべての行動が同じだという仮定は本当に正しいでしょうか。よく考えてみる必要があると私は思います。

次に意識の科学ではよく出てくる、例えば白黒世界のメアリーの譬え話について考えてみましょう。生まれた時から、白黒世界に生きるメアリーというとても優秀な脳科学者は赤に対する脳の反応を分子生物学的に完璧に理解しています。たくさんの論文も発表して学会からも評価されています。でもメアリーは生まれた時から白黒世界から出たことがないので、本当の赤色は見たことがないのです。

ある時、白黒世界の部屋から色のある世界に出て、この時初めて赤色を見たのです。メアリーは叫びました。「これが赤色だったのね。」と。メアリーの意識が赤色を初めて体験したのです。これこそが意識とは何かということの本質を示しているのではないかという譬え話です。

いくら脳科学的に赤色を見るメカニズムを把握していたとしても、赤色を見ることの体験で起こってくる感情はわからないという譬えです。赤色の光の波長は650nmである。そういうことを彼女はよく知っているのです。しかし彼女は

その赤色から受ける情熱や熱さや、危険という感覚こういうものを赤色を見るまで知らなかったのです。しかし赤色を見る体験で初めてすべてを知ることができたのです。

この赤色に対する感覚がわかるという体験が意識である。魂がなければこの体験はできないとい

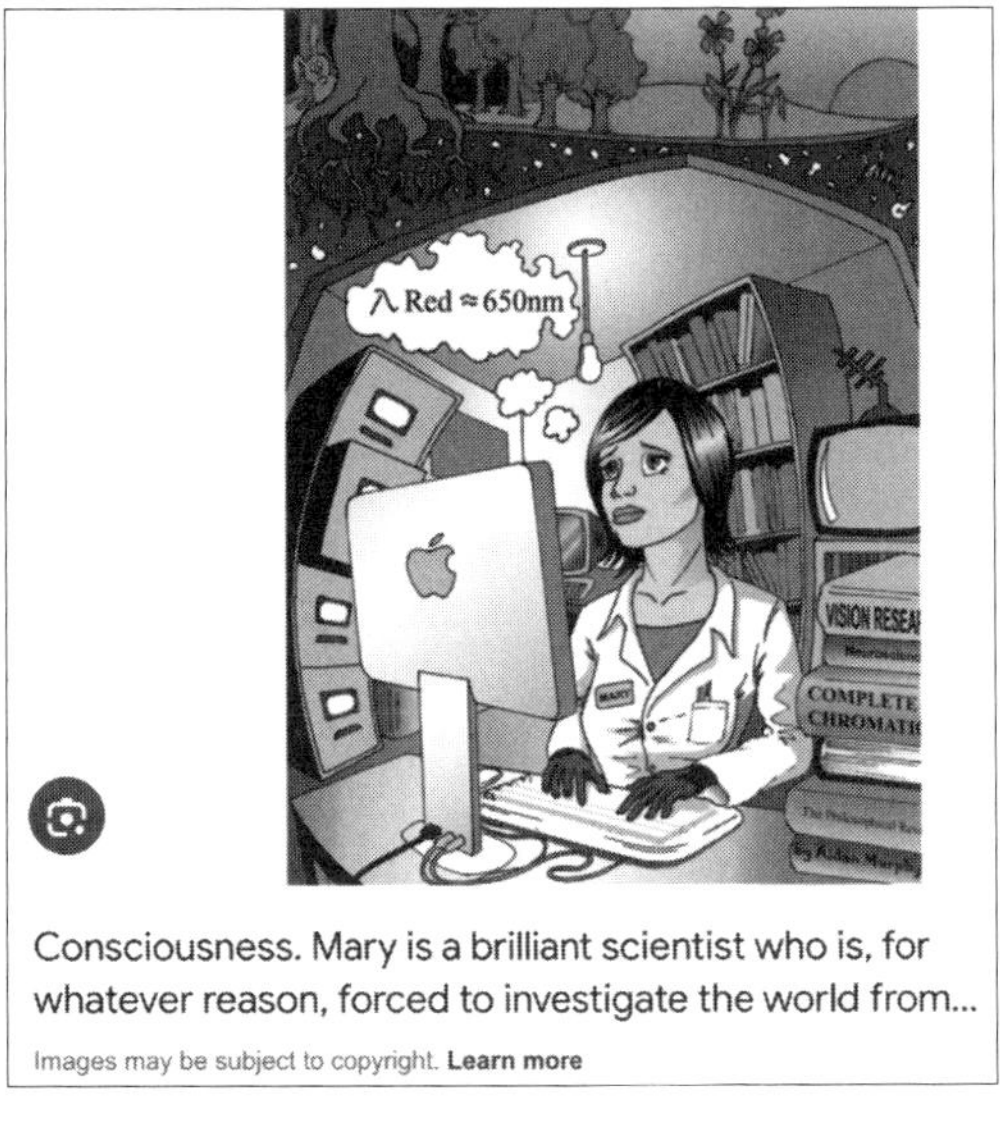
λ Red ≈ 650nm
VISION RESEA
COMPLETE CHROMATI
Consciousness. Mary is a brilliant scientist who is, for whatever reason, forced to investigate the world from...
Images may be subject to copyright. Learn more

う譬え話です。

唯物論の限界

そう考えると、唯物論だけではわからない何かがあるのです。ガリレオやニュートンやケプラーの作った科学は死の世界で確立された科学に過ぎません。魂のある生き物である我々の意識を解明することはできません。

だから、モノアミン仮説なんて、こういう見方からすれば、まるで子供騙しの話に過ぎないと私は思うのです。小学生の科学雑誌に載せる与太話に近い論法がモノアミン仮説です。

私はこの「意識の科学」の勉強を続けることは、本当に患者さんのための医学を構築する上でも非常に大事なことだと思っているのです。

本当の医者の役割とは何か　―薬屋に踊らされるのはやめよう―

医者の役割は病人の数を増やすことではなく減らすことにあります。本当に命に関わるかどうかを見極め、患者を指導するのが医者の役目です。無闇に製薬会社の戦略にのり病人の数を増やしているのが今の医学の現状であると思われます。

メンタル疾患パンデミックと言われているような状態は製薬会社のストーリーに乗って医者が作り出しているのであると言ってもいいのだと思います。患者のための医学を考えるのではなく現状の医学は全く医者たちのための医学になってしまっていると言わざるを得ないのです。医者達のパラダイムと言ってもボロ儲けしているのは製薬会社であり医療関連産業です。

「最終責任は医者にある。でも儲けはこっちでもらいますよ」と製薬会社が言っているように聞こえます。私の幻聴でなければいいのですが。

生きていくためにはお医者さんも現状のパラダイムで生きていくしかないのかもしれません。私自身を含めて。しかし私は、40年の臨床経験と「意識の科学」との出会いで本当の患者さんのための医学のパラダイムを構築していかないといけないと気づきました。そのことを多くの先生方にも気づいて欲しいと思っています。

第3章　癌、糖尿病、高脂血症、高血圧症に対する捉え方への疑問

「すべての内科疾患の捉え方が間違っている。成人病や癌やアレルギーにならない方法を医者は教えてくれない。」

内科のパラダイムへの疑問　―40年の臨床経験で初めて言えること―

私は長い間、内科医として生きてきました。40年近くも内科医を続けてきました。最高の学問を勉強しようと思い、医学部に入学しましたが、現状の医学という体系は、現象に症をつけて、病名

にするという単純な作業の積み重ねに過ぎないようなことをやっていて、体系的で厳密な学問体系を形成しているとは言えないと思います。

メンタル疾患と言われているものへの疑問は、すでに散々書いてきました。では、私の専門分野であるはずの内科の分野の病気はどうなのでしょうか。

最先端の癌研究者が癌のことを本当は何もわかっていない?

ここに癌治療のガイドラインというものがあります。これは外科の先生が作ったものだと思います。もちろん私と同じ職業である医者が作ったのです。

でもそのガイドラインを作った先生が実は、ご自身も膵臓癌で亡くなられていたということがあったらしいです。

確かにその先生は亡くなられたのは凄く残念なことですし、癌になられてしまったのはとても残念なことであったと思います。でも、私は冷たいかもしれませんが、この話には少し違和感を感じるのです。ガイドラインを作るほどの、トップの医者が自ら癌にかかるということは癌のこと本当は何もわかってないからではないかという疑問です。外科の治療法だから関係ないと言えるかもしれませんが、患者にとっては医者は医者です。ガイドラインを作るほど偉い癌専門の先生が自分で癌になってしまうなんて、そんな先生の作ったガイドラインに則って、治療してほしい患者さんがいるでしょうか。

大腸がんの治療法はステージ(病期)に基づいて決まります。大腸がんの治療には内視鏡治療、手術治療などがあり、ステージにより内視鏡手術または手術治療が選択されます。また、再発予防などのために薬物療法や放射線治療が行われます。進行度によっては、薬物療法や放射線治療が優先される場合もあります。

大腸がんの臨床病期と治療法

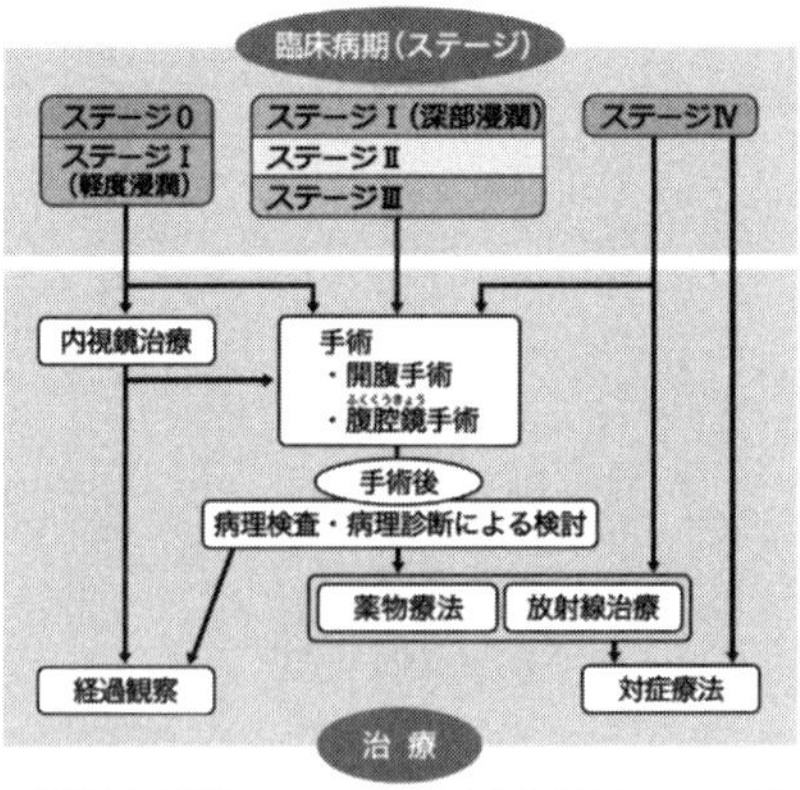

大腸癌研究会編. 大腸癌治療ガイドライン 医師用 2022年版, 金原出版, p12-30, 2022より作成

https://www.ncbi.nlm.nih.gov/pmc/articles/PMC4924574/

私は、申し訳ないですが、その記事を見てそういう感想を持ってしまいました。でもその記事は美談仕立てになっていました。同僚の死を悼む趣旨です。でも50年近くも医者をやっていて、癌の

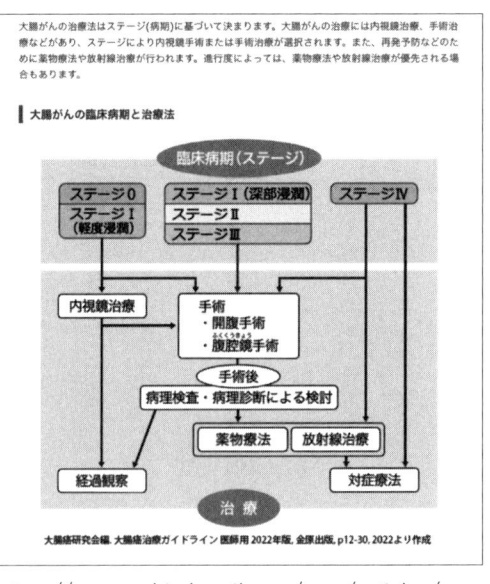

本態が何かまだわからないことを自ら悔いるのが筋だと思うのは私だけでしょうか。

確かに膵臓癌は発見しにくく、アップルの創設者であるスティーブ ジョブズも膵臓癌で亡くなってしまいました。彼の膵臓癌は組織が特別で、早期に手術をすれば完治していた可能性が高かったと言われています。しかし彼は最初は手術を拒否したということです。術後は代替療法の方を継続し、7年後に56歳で亡くなってしまったのです。これほど成功した大金持ちでも、癌には勝てなかったのです。しかし、本当に医学の研究が進んでいるなら癌にならない方法を明らかにすべきなのです。癌になってから、

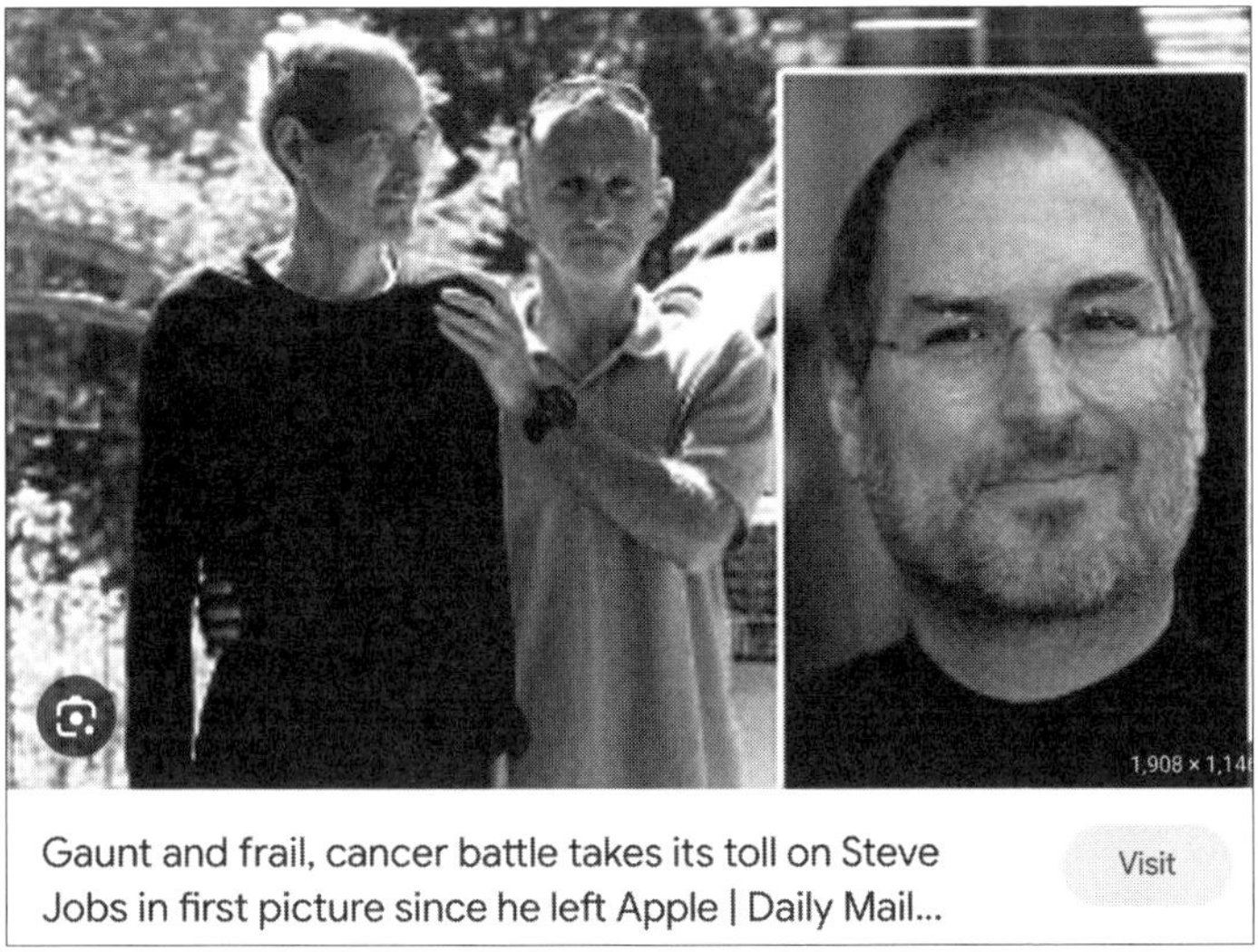
1,908 × 1,14
Gaunt and frail, cancer battle takes its toll on Steve Jobs in first picture since he left Apple | Daily Mail...
Visit

https://www.dailymail.co.uk/news/article-2031100/Gaunt-frail-cancer-battle-takes-toll-Steve-Jobs-picture-left-Apple.html

いくら金に糸目を付けなくても後の祭りだとも言えるのです。癌研究の第一人者であればなぜ癌になるかその原因を説明できるのが当然であると思うのは私だけでしょうか。

ではなぜ、癌の専門といわれた先生が癌になってしまったのでしょうか。最高の医療スタッフにコンサルトしていたと言われているスティーブ ジョブズが志半ばで癌で亡くなってしまったのでしょうか。それは現状の医学の癌の捉え方が間違っているからなのです。もし癌になるメカニズムが正確にわかっているなら、わかっている人間は全力でそれを避けるでしょう。少なくとも私ならそうします。それが医学の知識を持った医者の当然やることではないでしょうか。

さて、現状の医学では癌はどのように捉えられているでしょうか。

https://ganjoho.jp/public/knowledge/basic/cancerous_change.html

このがん情報サービスというページによると癌は、ＤＮＡの損傷によって、起こると書かれています。しかし、この知識は、部分的には正しいですが、では癌にならないためにはどうすべきかという実践的方法があまり明確にはわからないというか全くわかりません。それでは癌にならない方法を患者に指導することもできず、患者のための医学を実践することができないのです。

癌発生の本当のメカニズム

健康な若い人が、癌にならないような生活習慣をどうするかという問題意識は現状の医学にはほとんどないのです。

21世紀になってわかった癌研究では癌は遺伝子であるDNAが損傷して起こるのではありません。食べ過ぎによる、ミトコンドリアの異常で、ミトコンドリアのアポトーシス機能の低下することにより起こるのです。食べることによりインスリンの分泌が増加します。それは成長因子の分泌も促進します。この二つのことが相まって、癌は発症するということがわかって来たのです。もちろん初めに書いたワーブルグ効果による癌の大量の乳酸産生が癌浸潤の根本原因なのです。この代謝異常も元はといえば食べ過ぎが原因です。

ということは癌にならないためには、一人一人普段の生活の中で何をやればいいのかは明らかです。癌にならないためには、食べ過ぎなければいいのです。とても単純な簡単な話です。しかし現状の医学では例えば厚労省のホームページにも癌にならないための様々なことを羅列して、推奨しています。確かに、タバコをやめたりアルコール飲まないことは大事です。でも一番大事なのはそれに加えて、食べ過ぎないことなのです。このことを若い時から続けていけば癌になることはないのです。

この具体的なダイエットについてどうしていくかは、私が実際に行なっていることなので後半で書かせていただきます。

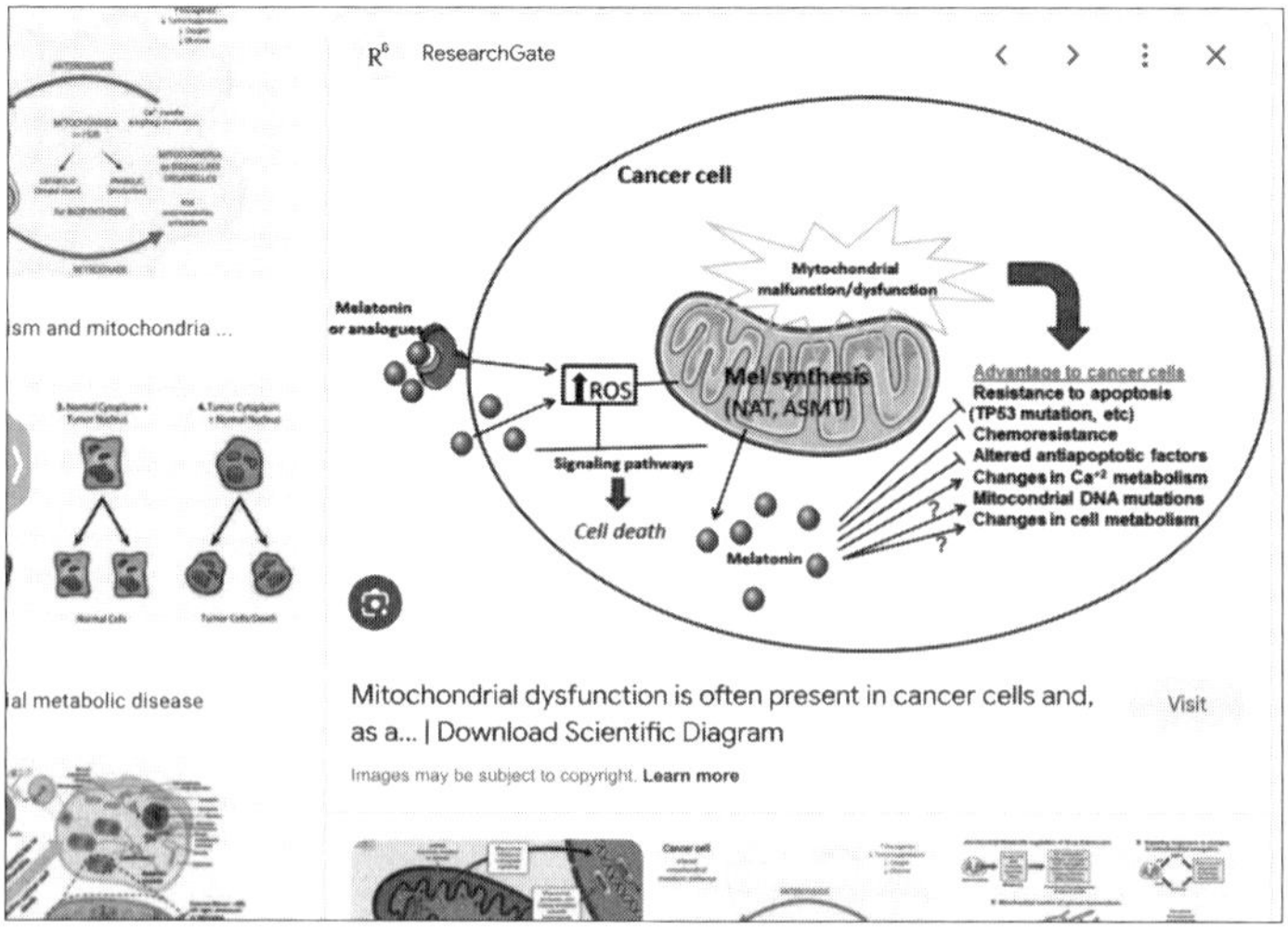

糖尿病パラダイムへの疑問

次に糖尿病についてです。これも実は従来の内科学の捉え方が間違っているのです。部分的に正しいのですが、薬屋の顔色を伺って、本当の真実を捉えていないのが公式見解なのです。

では従来の医学の糖尿病についての公式見解を引用してみましょう。

糖尿病（とうにょうびょう）

インスリンの作用不足により高血糖が慢性的に続く病気。網膜症・腎症・神経障害の三大合併症をしばしば伴う。

糖尿病は、インスリンというホルモンの不足や作用低下が原因で、血糖値の上昇を抑える働き（耐糖能）が低下してしまうため、高血糖が慢性的に続く病気です。」

https://www.e-healthnet.mhlw.go.jp/information/dictionary/metabolic/ym-048.html#:~:text

これは厚労省のホームページからの引用です。

ところがこれは真実ではありません。糖尿病はインスリンというホルモンの不足で起こるのではありません。ほとんどすべての糖尿病患者の、インスリン値は上昇しています。インスリンが足りないから、血糖が上がっているわけではありません。食事の過量摂取により、血糖があがろうとします。それを抑えるためにインスリンは糖尿病の人では上昇しているのです。インスリンが上昇しているのにも関わらずカロリー摂取が多過ぎて血糖が上昇しているのです。このインスリンというホルモンは、脂肪を溜め込み肥満を誘発し、また、ILG-1という成長因子とともにあるので、細胞の増殖が促進され、さらに癌を誘発します。インスリンは天使のホルモンではありません。肥満や癌を誘発する悪魔のホルモンです。このインスリンを分泌させないような状態をできるだけ長く取ることが糖尿病予防の第一義です。そのためにはどうするか。それは食べない時間をできるだけ長く取る。これに尽きるのです。

癌にならない方法も糖尿病にならない方法も実はとても簡単です。若いうちから、食欲に任せてたくさん食べるということをしないことがいいのです。

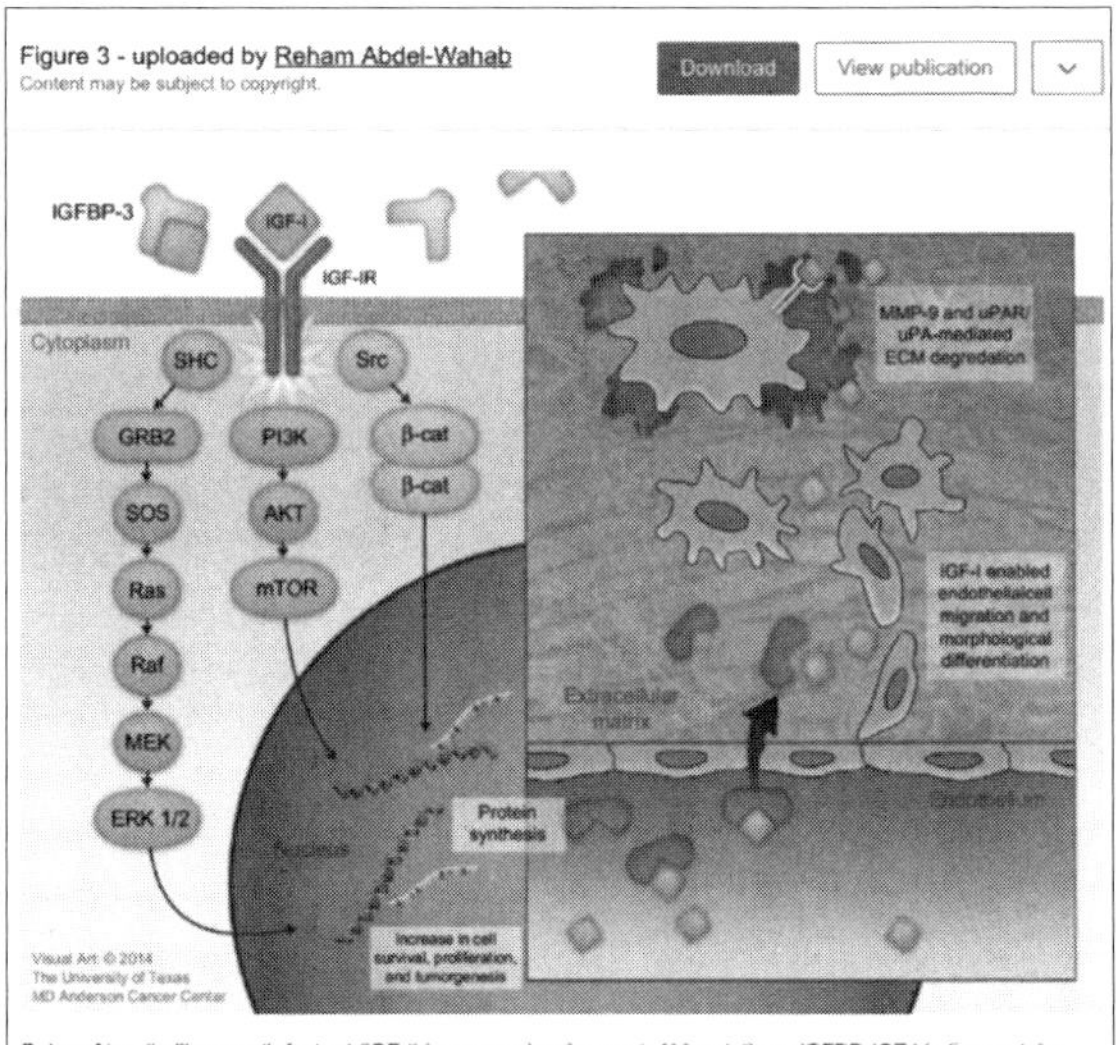

Roles of insulin-like growth factor-i (iGF-i) in cancer development. Abbreviations: iGFBP, iGF binding protein; iGF-iR, iGF-i receptor; MMP-9, matrix metallopeptidase-9; uPAR, urokinase plasminogen activator receptor; eRK, extracellular signal-regulated kinases; eCM, extracellular matrix; SOS, son of sevenless; GRB2, Growth factor receptor-bound protein 2; SHC, src homology/α-collagen related protein; MeK, mitogen-activated protein kinase/extracellular signal-regulated kinase; mTOR, mammalian target of rapamycin; Pi3K, phosphatidylinositol 3-kinase.

https://www.researchgate.net/figure/Roles-of-insulin-like-growth-factor-i-iGF-i-in-cancer-development-Abbreviations_fig2_283204667

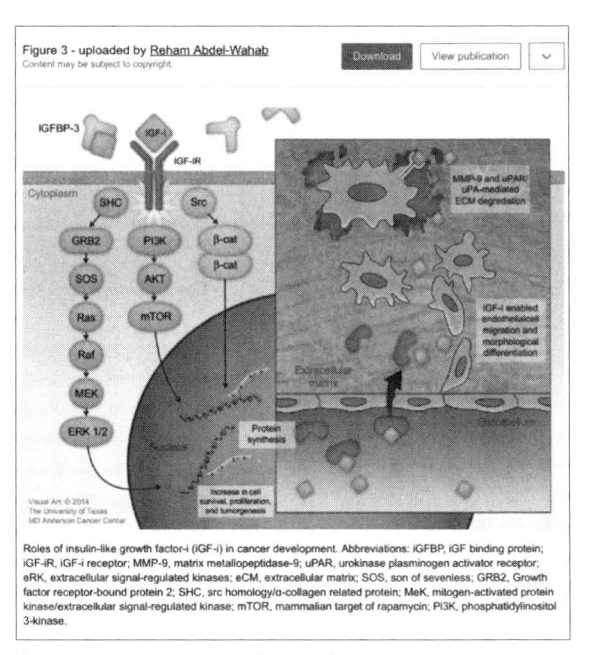

高脂血症、高血圧症は本当に病気と言えるのか？

次に高脂血症、高血圧症ということです。皆さんも人間ドックでコレステロールが高い、血圧が高い。脂肪のとり過ぎに注意しましょう。とか。塩分の摂り過ぎに注意しましょうなんて、いわれたことが多いと思います。

しかし、実は、こういうことも現象に名前をつけて、薬を売り込む製薬会社の戦略に乗っているだけだと言ったら、多くの人が驚くかもしれません。

この二つの症と名のつく病気には症状というものがありません。症状がないならほっておいても良さそうなものですが、将来、大変なことにならないために予防的に薬を飲む必要があるという主張をお医者さんたちはしているのです。それは製薬会社の作ったパラダイムに踊らされているだけとも言えるのです。

しかもコレステロールが動脈硬化につながるという、実際の、直接的証拠はありません。コレステロールが、血管壁に付着して、血管が詰まり、脳梗塞や心筋梗塞を起こすという話も、部分的に正しい一面があるかもしれないですが、コレステロールが高くても、動脈硬化にならない人もたくさんいることを考えれば、コレステロールと動脈硬化は少しの関連があるかもしれないけれど、コレステロールが高いことが動脈硬化の原因とはとても言えないのです。

私はコレステロールが高いだけで病気だと大騒ぎしているのは現状の医学が非常に古い枠組みで行われているからだと考えています。しかも、コレステロールが高いくらいで大騒ぎするのはエネルギーや時間の無駄使いであると私は思います。コレステロールが高くなりすぎて死ぬことは「絶対に」ないのですから。

コレステロールと動脈硬化　本当はあまり関係がない？

そもそも、コレステロールがこんなに動脈硬化の原因になると大騒ぎされるようになったのは、19世紀前半にコレステロールが発見され、1910年ごろからそれが動脈硬化の原因になるという仮説が提唱されたからでした。あくまでも仮説です。動物実験や人体解剖結果から得られた仮説です。

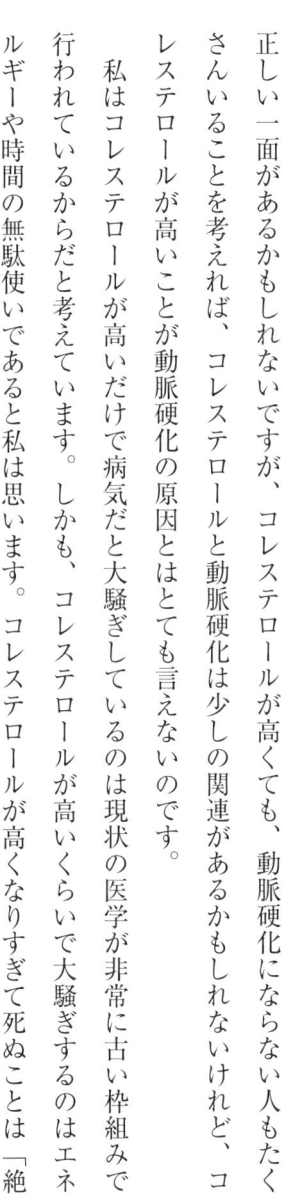

しかし、コレステロールだけで動脈硬化が起こっているという根拠は全くないのです。

さらにもう一つこれも仮説にすぎませんが血中コレステロールを上げないためにコレステロールの含まれている食べ物はできるだけ避けた方がいいということが言われ始めました。でもこれは確証があったわけではなく、単なる仮説です。コレステロールの含まれているものをいくら食べても食べ物は消化されますから、コレステロールが含まれていてもこれは代謝されて吸収されて、肝臓にいって、全身に行きますから、食べたコレステロールがそのまま動脈硬化の原因になるはずがないのです。小学生でもわかる単純な話です。

脂肪は、十二指腸で胆汁と混ざり合い、小腸に行く過程で、脂肪酸と中性脂肪という比較的小さな分子に分解されます。これが肝臓に行って、コレステロールやカイロミクロンとか言われるものが形成されていくと言われています。

ですから、現状医学のパラダイムでも、コレステロールを摂り過ぎたら、それが直接血管壁にいき動脈硬化を進めるとは言えないのです。

しかし、何となく関連性があるような気になるので、その曖昧な気分に乗じて、あたかもコレステロールが動脈硬化の直接の原因であるかのようなストーリーが流布してしまっているのです。こういう間違った前提ですべてが進められているのが、現状医学の難点だと思います。

アイゼンハワーというアメリカの元大統領が、一度狭心症発作を起こしたことを機に、徹底的に低コレステロール食を取る治療が行われたと言われています。

しかし、10年以上も、低コレステロール食が続けられたのにも関わらず彼は心筋梗塞で亡くなってしまうのです。このことはコレステロールの摂り過ぎが心筋梗塞の原因ではないという大きな傍証になると思われるのですが、現状の医学はそんなことには見向きもしないのです。

高血圧（症）も薬屋のストーリーで医者が踊っているだけであるのかも

高血圧についてもそれは病気でしょうか。これについても症状のないことがほとんどです。かつては年齢プラス90が正常と言われていました。この話は私が小学生の頃叔母から聞いたことを覚えています。でも今は、130／85以下が正常だと言われています。でも正常かどうかというのは統計的処理の結果でしかありません。人を一人一人見るのではなく死んだ点として見て血圧が幾つ以上であれば、ある病気になる確率は何%だから、これ以上は薬を飲んだ方がいいという大雑把な理論です。

でもよく考えてみると血圧は常に変動しています。激しい怒りが起きた時。とか。大便をするのにイキんだ時とか、咳を激しくした時とか。数え上げればキリがありません。ではいつの血圧を測定して、正常かどうかを判定するのでしょう。

現状医学の高血圧の定義を確認してみましょう。診察室での収縮期血圧（最大血圧）が140mmHg以上、または拡張期血圧（最小血圧）が90mmHg以上の場合を高血圧と診断します。これは高血圧学会の定義です。

しかしこれはあくまでも統計的確率的話にすぎま

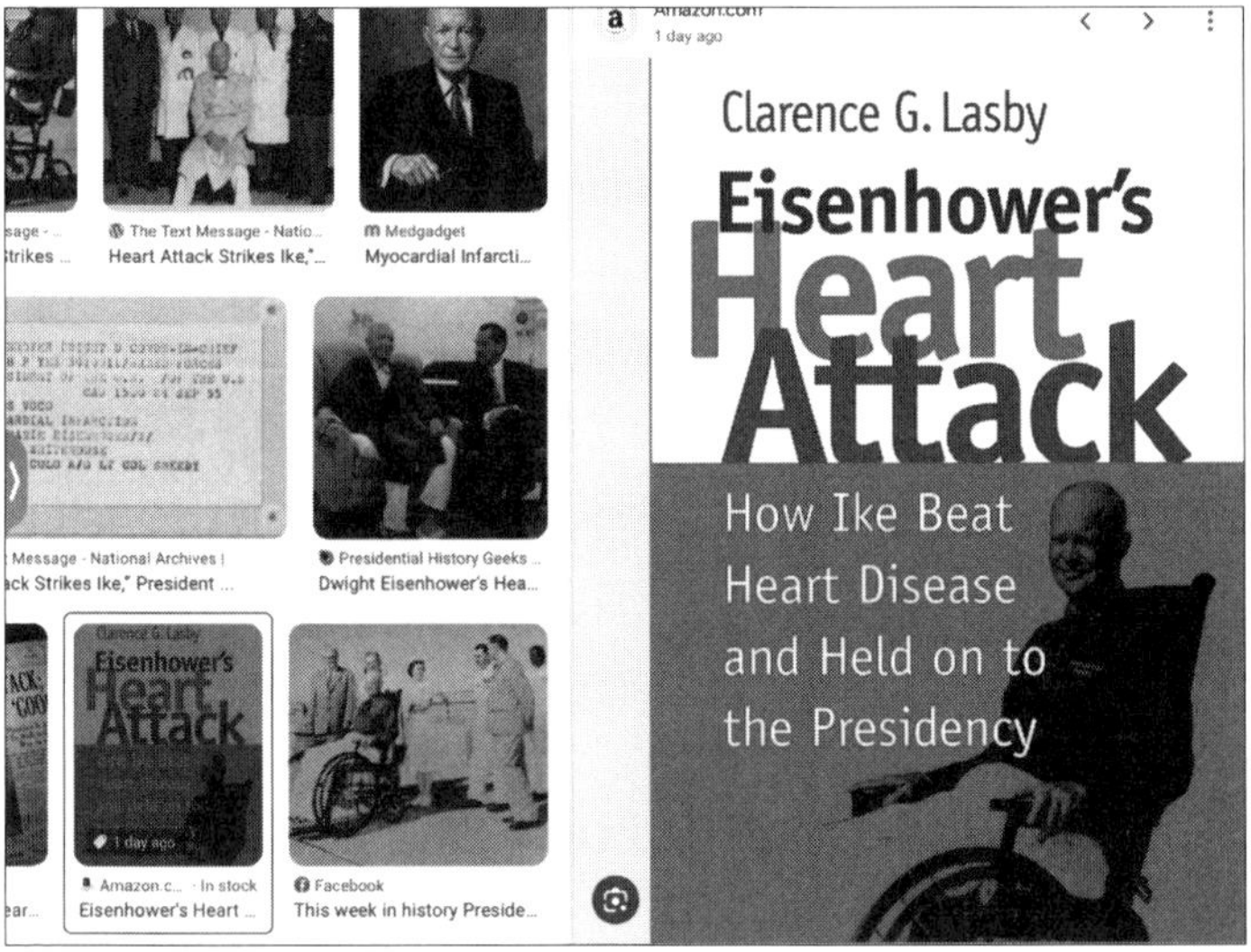

せん。

一人一人の生きた患者さんを見て薬を飲むべきかどうか決めている訳ではないのです。

こんなことがなぜ許されているのでしょうか。なぜ、こういう現状医学に我々は振り回されているのでしょうか。こんなことで薬を飲んで本当に人々は健康になっているのでしょうか。

高血圧（症）のないパラレルワールドに行ってみたら

仮に量子力学の仮説の一つである「あらゆる可能性の宇宙」が実際には存在しているといういわゆるパラレルワールドのメタファーの立場を正しいと仮定して、「薬屋のストーリーに踊らされていない宇宙」に行けば人々はもっと長生きできるのではないでしょうか。

異世界薬局という小説に倣って、高血圧なんてないという世界での話を想像してみてください。でも私の想像する異世界では薬局というものがほとんど存在しなくてもいい世界ですが。大製薬会社がこれほど幅を利かせていない普通の社会であれば、症状もない高血圧症なんて概念がここまで蔓延るはずがないと思われるのです。

血圧の高くなる原因は実ははっきりしているのです。対症療法として、血圧を下げるのではなく、血圧が高くなる原因を取り除くことを本当の医学は目指すべきだというのが私の結論です。そうすれば薬の力を借りなくてもいいのです。薬なんて必要ないのです。

では血圧が高くなるのはどうしてでしょう。

それは、食べ過ぎが原因です。血圧を下げるためには自ら、食べる欲望をコントロールしなければなりません。血圧が高くなるのは塩分だけで高くなるのではありません。塩分はそりゃたくさん食べればそれぞれの食品に塩分はある程度含まれ

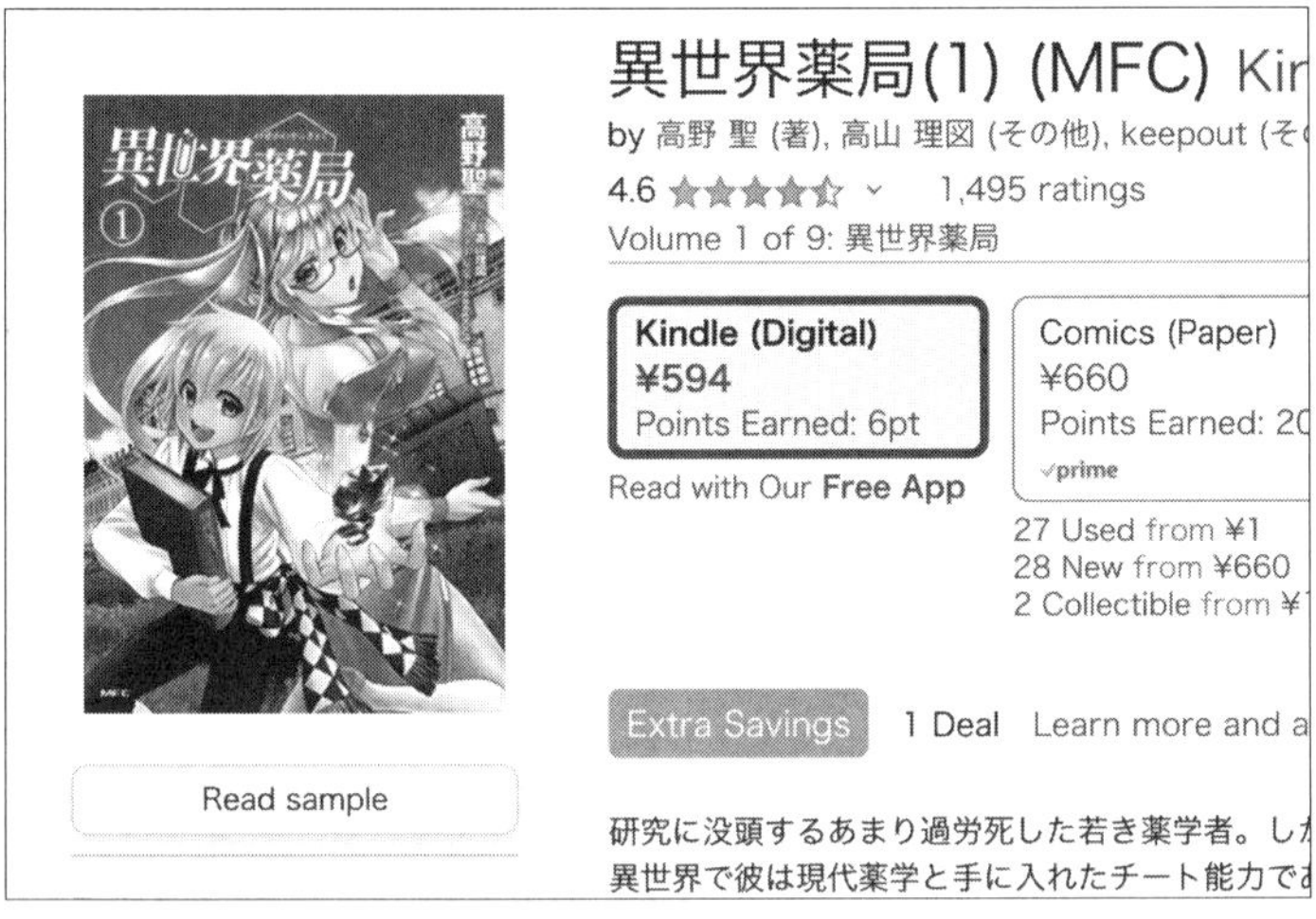

異世界薬局(1) (MFC) Kin
by 高野 聖 (著), 高山 理図 (その他), keepout (そ
4.6 1,495 ratings
Volume 1 of 9: 異世界薬局
Kindle (Digital)
¥594
Points Earned: 6pt
Read with Our Free App
Comics (Paper)
¥660
Points Earned: 20
prime
27 Used from ¥1
28 New from ¥660
2 Collectible from ¥1
Extra Savings
1 Deal Learn more and a
Read sample
研究に没頭するあまり過労死した若き薬学者。し
異世界で彼は現代薬学と手に入れたチート能力で
異世界薬局
①
高野聖

https://www.amazon.co.jp/異世界薬局-1-MFC-高野-聖-ebook/dp/B06XP87LVG

ているから、血圧と関係はあるでしょう。でも関係のあることと原因とは別のことです。本当の高血圧の原因は食べ過ぎるという行為自体なのです。ではどのように食欲をコントロールすればいいのでしょう。

それは、最後に具体的方法をお教えすることにします。

もう少し続けてお読みください。

第4章　すべての病気を寄せ付けない究極の方法とは？

「医者の言っていることは製薬会社の言っていることの受け売りに過ぎない。本当に健康になる方法を医者は全く指導してくれない。」

(ネオメディシン)の提唱

さて、第3章までは理論編です。現状の医学の病気の捉え方が21世紀の科学からするとことごとく間違っていてピントはずれであるというお話です。ですからこれまでは現状の医学と言ってきましたが、むしろこれは20世紀の枠組みに捕らわれた古い医学だと考えられるので、古典医学と名づけることにします。現状の医者たちは全員が古典医学を信奉して医者をやっているのです。それが本当に患者のためなら古典医学万歳なのですが、間違った病気の捉え方をしているために患者のためになっていないのが古典医学なのです。

私は主に洋書で21世紀の医学をフォローしていますので、新しいパラダイムで、様々な病気を捉え直し、本当に患者さんのためにはどうするのがいいかということがはっきりしてきたのです。この新しいパラダイムをネオメディシンと名づけたいと思います。

本当の真実に立脚していない古典医学のお医者さん達の出版物（狂奏曲）

書店にいくと、自分で糖尿や、血圧や高脂血症を治すという本が、多くのスペースを占めていますが、こういう本はもちろん、古典医学の考え方で書かれているわけです。

ネオメディシンの見方からすればこんなにたくさんの本は必要ないのです。こんな古典医学的手法で、糖尿や高血圧や花粉症を治すことは決してできません。

でもネオメディシンを利用すればこの本一冊で色々な病気の解決の仕方がわかります。この本の中で、一番実践的な部分がこれからの部分です。ネオメディシンは21世紀の最新の知見に基づいて、構築されています。

これが本当に患者さんのためになる医学の実践だと私は確信しています。

医学カリキュラムは誰が作るか
―今の医学カリキュラムは患者さんを幸せにしない―

何度も書きますが、私は医者になりたくて医学部に入ったのではありません。最高の学問である医学を勉強したいと思って医学部に入りました。

でも、医学のカリキュラムは退屈でした。

なぜ医学のカリキュラムが退屈なのか。それは医学のカリキュラムが製薬会社のパラダイムに支配されているからです。

製薬会社だけではありません。医療機器会社。検査会社。医療関連産業。こういう企業の論理によって、医学のカリキュラムが支配されているのです。

この論理に飛躍があると思われる方も多いと思います。でも、普通に考えてみるとこの論理はとても納得が行く論理なのです。

そのことを論証してみましょう。医学のカリキュラムは誰が作るでしょうか。それは偉い教授です。偉い教授はどうやってカリキュラムを作るでしょうか。それはその教授よりさらにさらに偉い教授を見習って作るでしょう。そして、究極の偉い教授はアメリカの大学の偉い教授です。世界中の医学のカリキュラムはこのアメリカの偉い教授のカリキュラムに習って作られるでしょう。一番偉い教授達は研究のために教育のために、お金を必要とします。そのお金はどこからくるでしょう。グラントという名目で、様々な医療関連産業から供給されているのは自明です。そうすると必然的に、医療産業に有利になるようなカリキュラムが作られることになります。とても直線的な簡単な理論です。

だから、医療産業を潤さないような本当は一番大事な研究テーマであるべき「病気にならない方法」を考えるなんてことは二の次三の次になるのです。医学部の中で、病気にならないためにはどうするかというような講義は全くないのはこういう理由だったのです。

血圧が高いのはダメだから薬を飲まないといけない。血糖が高いのはいけないから薬を飲まないといけない。コレステロールが高いといけないから薬を飲まないといけない。熱が高いといけないから薬をのまないといけない。クレアチニンが高いといけないから、透析をしないといけない。気分が落ち込んでいるのはいけないから薬を飲まないといけない。栄養状態が悪いのはいけないから点滴をしないといけない。酸素濃度が低いのはいけないから、酸素吸入をしなければならない。睡眠時間は短いのはいけないから、薬を飲まないといけない。妄想が出るのはいけないから薬を飲まないといけない。ストレスは健康に悪いからストレス軽減のための薬を飲まないといけない。

その他いくらでもあるでしょうが、とにかく何か不調があれば、それは薬を飲むことで解決するという理屈が一貫しているのです。

胃癌にならないためにピロリ菌を除菌する。

胸焼け防止のために胃酸を抑制する薬を飲む。

すべての体や気持ちの不調は、薬で解決するという考え方です。これが20世紀医学、古典医学のパラダイムです。不調がなくても、何かがあったら大変だから予防的に薬を飲んでおいた方がいい。薬は飲めば飲むほど健康になる。飲まなけれ大変なことになっても知りませんよ。こういう恫喝的スタンスも古典医学の特徴です。

病気を本当に治そうとはしていない古典医学

でも実際はこれは表層的な、対症療法の集まりに過ぎないわけです。また、恫喝的脅しで検査結果を正常に保っても、表面的に血糖が正常になっていても肥満が続いていれば本質的な意味はないのです。こんなパラダイムで人々は幸せになっているでしょうか。

肥満にならない方法。癌にならない方法。血圧が高くならない方法。クレアチニンを上げない方法。胸焼けしない方法。花粉症にならない方法。

これらすべての方法を研究するのが本来の医学の役目であると思います。

病気の本当の原因を追求するのがネオメディシン

病気というものは神様が人間に与える試練だから、これと戦わなければならない。これに打ち勝つために、病気と戦うために、薬という武器を使って健康になっていこう。というのが古典医学の考え方です。

でもよくよく考えてみれば、病気と言われているものはすべての人が無作為にあるいは平等になってしまうかもしれない神から与えられる試練なのでなく病気の原因を究めていけば、それは病気になった人のそれまでの生活習慣、とりわけ食習慣が強く関係していることが、はっきりしてきたのです。仏教ではこれを因果応報と言います。この捉え方はとても正しいのではないでしょうか。

専門書のような難しい話はやめておいて結果だけ書きます。もし興味がある人は最後に載せる参考図書お読みください。

ネオメディシンが推奨する究極の病気の予防法

ネオメディシン的考え方での病気予防法を宣言します。あらゆる病気は食べ過ぎが原因なのです。

例えば例を挙げていきましょう。ここにあげる例だけでほとんどすべての病気がカバーできます。

癌　食べ過ぎによりインスリン、IILG-2が出て細胞の成長を促す。また同時にミトコンドリア異常によりアポトーシス機能がなくなり、無限の増殖が始まる。これが癌の原因である。食べ過ぎなければこういうメカニズムは起こらない。

糖尿病　食べ過ぎによりインスリンが増加し、脂肪は増えインスリン感受性は鈍り、食欲がますます亢進して糖尿病はさらに悪化。腎症、神経症。網膜症。を発症していってしまいます。これもすべて最初は食べ過ぎが原因。

アレルギー　食べることにより、ある種の腸内細菌が増殖しこれに対する抗体ができる。この抗体が、人の体のある種のタンパク質にも反応する場合がある。特にグルテン関連の食べ物にはアレルギーを引き起こしやすくする性質がある。

高血圧　たくさん食べることにより、消化管への血液量が増える。そのため多血症を合併することも多い。循環血漿量が増え、かつ多血症を合併すると末梢血管抵抗も増して、血圧が必然的に上昇する。

尿酸　コレステロール　これは論証するまでもなく、食べ過ぎで上昇していることは間違いない。

ですから、ネオメディシンの見方からするとほとんどあらゆる病気は食べ過ぎが原因とも言えます。つまりできるだけ食べないのが一番いいのです。

古典医学の医者達の主張している根拠のない妄言　―まさに fake news ?―

古典医学の医者が言っている、血圧を下げるスープとかキノコですべてが解決などというのは全くの嘘っぱちです。

https://www.tyojyu.or.jp/net/kenkou-tyoju/eiyou-shippei/hint-kouketsuatsu.html

https://www.tyojyu.or.jp/net/kenkou-tyoju/eiyou-shippei/hint-kouketsuatsu.html

例えばこういうページを参照してもほとんど血圧が下がることはありません。

食べる量を減らさなければしょうがないのです。血圧を下げる食材なんてあり得ないのです。食べるという行為そのものが血圧を上昇させているのです。

古典医学の医者は従来の医学カリキュラムに引っ張られて、何かを足せば健康になると思い込んでしまっているのです。

そうではなくて、実は現在社会はすべてが過剰なのだと考えれば説明がつくのです。

でも、過剰をやめればいいという医学は医療関連産業あるいは食品メーカーの儲けにはならないので、そういう発想が出てこないのです。古典医学から自由になったネオメディシンこそ人々を救う本来の医学の目的に合致した医学だと言えるでしょう。

ネオメディシンは医療関連会社や食品会社の利害関係からは自由なので本当に患者さんのためには何がいいかはっきり言えるのです。

すべての病気にならないたった一つの簡単な方法。

それは、もう一度書きます。

食べ過ぎないことです。

では具体的に私が日々実践していることをお伝えしましょう。

ダイエットや血糖を下げるためにこの本を買った人はここから先だけ読んでもらっても結構ですと言ってもいいくらいです。

ネオメディシンの健康のための大原則

常に覚えておいて欲しい大原則をお書きします。健康で幸せな生活を送るための大原則です。ほとんどの人が健康で幸せになりたいと思っていることだと思います。しかし健康と幸せが矛盾する場合があり得るかもしれません。そういう場合どういう選択肢をするかという問題が常にあると思われます。

皆さんは何を一番の幸せだと感じているでしょう。食べることが最高の幸せであり、常に食べていたいと考える人は健康でいながら少なくとも１００歳まで生きるのは無理かもしれません。

私はずっと食べているよりも、１５０歳まで健康で活動的な自分でありたいと思っているので、食べることが最高の幸せでは「ない」というふうに思っています。１５０歳まで元気でいることの方が一時の刹那的食べる幸せよりもずっと価値が高いと私自身は判断しているのです。

体に悪魔のインスリンホルモンをできるだけ出させない

　では健康で、活動的で病気を寄せ付けない体を作り上げるために一番大事なことは何でしょう。150歳まで健康で活動的でいられるためには何をしなければならないでしょうか。それは何度も言いますがインスリンという悪魔のホルモンを体に出させないことです。これが1番の大命題です。ネオメディシンの公理と言ってもいいくらいです。この前提からすべてが始まるという意味です。ではそのためにはどうしなければいけないかといえば、食べない時間をできるだけ長く続けることが必要です。食べるのは1日に一回だけにする。これは実際に私がこの3年以上続けていることです。食べない時間を16時間以上続ける。私自身は食べない時間を20時間空ける生活を3年くらい続けています。

　1日一回いつ食べればいいのか。むしろいつ食べるべきなのか。これは古典医学に基づく様々なダイエット法の主張とは全くの正反対なのですが、寝る前に一回だけ食べる。ネオメディシンの見方からはこれが一番正しいのです。

寝る前に一回だけ食べるべき根拠 ―シチリア島からの提言―

なぜ正しいかという話の前提として、私が旅行に行った話を書かねばなりません。私は2022年暮から2023年新年にかけて、二週間シチリア島のパレルモに滞在しました。その際に、シチリア島をレンタカーを借りてあちこち観光しました。一番印象に残ったのはエトナ火山という活火山です。そこが地質学発症の地で、タレスやエンペドクレスやプラトンがこの山の活動に感激し、自然の不思議さを感じた場所であったということです。洞窟の中に小さな蝙蝠がいたことも思い出深い印象です。ところがその後2023年5月に、意識の科学学会がそこで開かれることがわかり、2023年5月に再びシチリア島に行くことになりました。今度はパレルモという町ではなく、タオルミーナという町で学会が開かれました。ホテルから3分のところに学会会場があり、ホテルから出て右に歩いても左に歩いても5分で地中海に出られる場所に泊まりました。

海に行く途中の街には、ブランドショップやカフェや土産物屋や時計屋や散髪屋などが軒を連ねて活気に溢れたリゾート地となっているのです。私は一軒の散髪屋で散髪してもらいました。値段

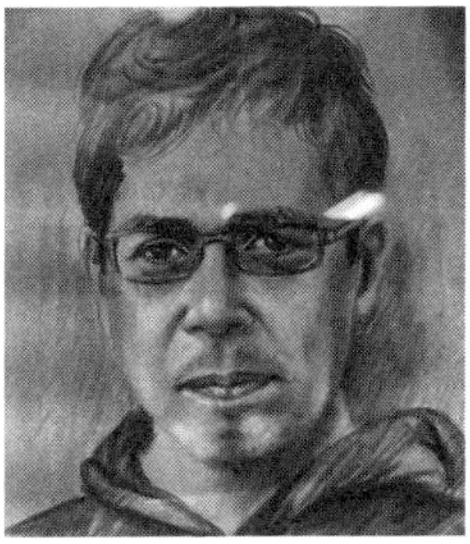

は25ユーロ。日本円で4000円近く。しかも髪を切るだけで、シャンプーも顔剃りもありません。円安の痛みを改めて感じましたが、ヘアスタイルはとてもおしゃれに仕上がった感じでした。なにしろ正真正銘イタリアンカットですから。ホテルから右にでた海岸のところに画家がいて、30ユーロで自分の似顔絵を描いてくれるというようなことをやっていました。私は試しに書いてもらいました。参考にこの絵も載せておくことにします。

私が、一日一食でも元気だという事実を証明するためにシチリア島に5ヶ月で2回訪れたという話を書きましたが、それだけではなく、実は1日一回寝る前に食べるのが一番いいということを、イタリア人がある意味教えてくれたのです。

というのはパレルモに行った時のことです。僕はあまり得意ではないのですが、同行していた妻が、ランチにピザを食べたいというので、パレルモのあちこちのカフェで、ピザを注文したのです。ところが、驚くべきことに、パレルモのカフェのどこにおいてもピザの注文はできなかったのです。なぜでしょう。売り切れていたわけではありません。昼間のランチタイムではピザは扱っていないというのです。ピザが食べたいのなら、5時以降ディナータイムの時に来てくださいという話なのです。どこのカフェに行っても同じ対応だったので、5件目のカフェで、「なぜパレルモでは昼間ピザをおいていない店ばかりなんだ」と聞きました。答えは簡単明瞭でした。ピザを食べるとお腹いっぱいになって眠くなるからだというのです。

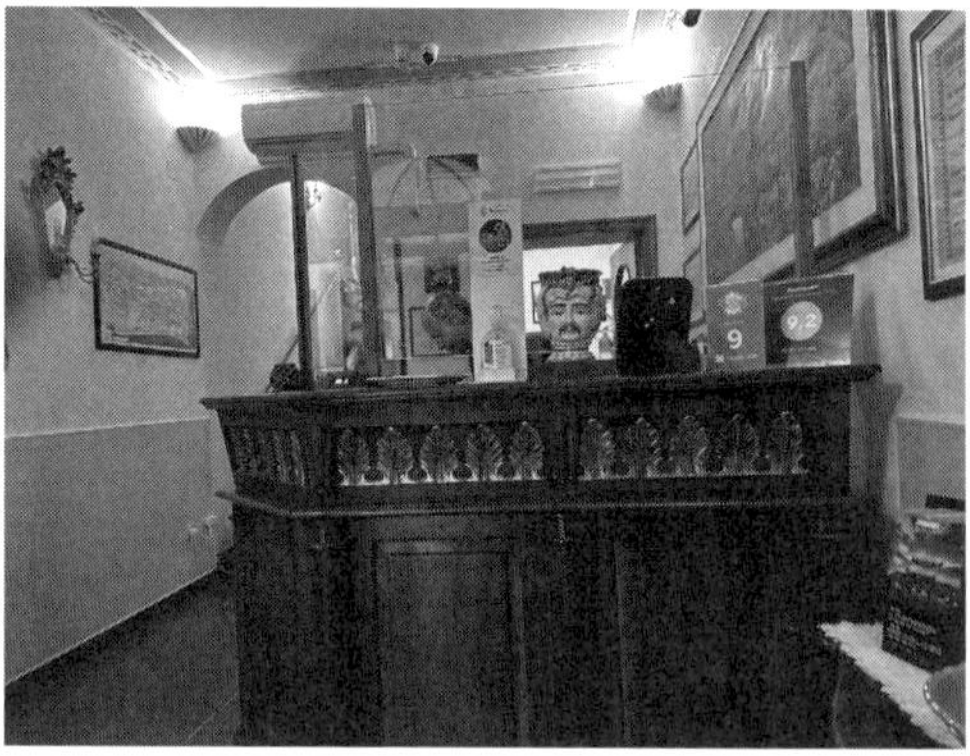

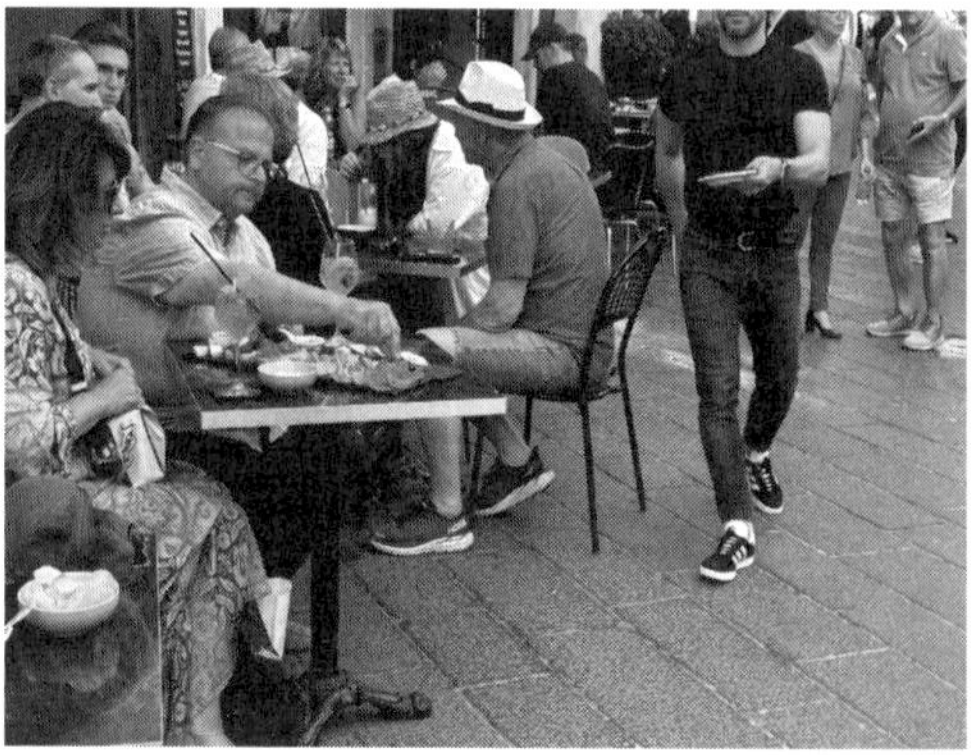

　なるほど。イタリア人は自然と共に太陽の運航とともに生きているのだと思ったのです。振り返って、自分が寝る前に1日一回食べるという習慣は間違っていなかったと確信したのです。食べるという行為は睡眠を誘うのは間違いないのです。

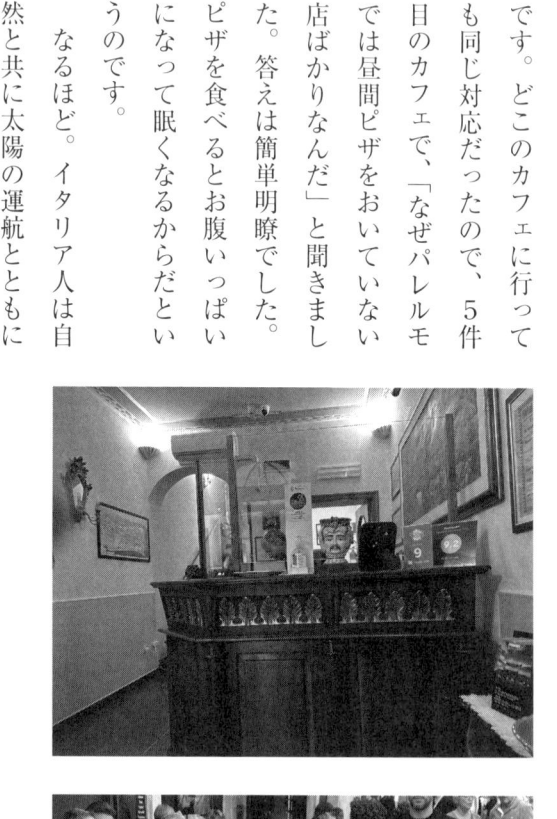

　この話は経験論ですが、もちろん、ネオメディシンは論理的な学問ですから、1日一回寝る前に

食べるということが良いという論理的裏付けが必要です。

論理的裏付けはとても簡単です。食べることにより、血流が消化管の方に多く割かれ、脳の血流が相対的に減少するから、眠くなるのであるという理論です。

でも睡眠の本質が必ずしも明らかになっていないので、この論理が正しいかどうか今の私には断定できません。

ただ、イタリア人と私の経験論から、寝る前に食べることはいい睡眠を導き、非常に元気になれるというのは間違いないことであるというのが今の私の結論です。

すべての病気を寄せ付けないネオメディシンという考え方

この章の表題はすべての病気を寄せ付けない究極の方法というものです。前半の三つの章で、癌、糖尿病、メンタル疾患。こういうものは食べ過ぎが原因だということをお伝えしました。

メンタル疾患は食べ過ぎが原因なのではなく、そもそもそういうものは存在せず精神科医の共同幻想であるという話ではありましたが。この考え方にたてばメンタル疾患になることなんてあり得ないのです。存在しないものに罹るはずがないのです。

「そうは言ってもすべての病気とは大袈裟ではないか。もっと色々な病気があるではないか。例えば花粉症とかリウマチとか。潰瘍性大腸炎とか。バセドー病とか。SLEとか。いくら成人病を寄せ付けないと言ってもこういう国民病とも言われる花粉症を含めたアレルギー疾患を寄せ付けなければすべての病気を寄せ付けないとは言えない」

という反論がもちろんあると思います。

では実践的な方法をお伝えするこの章で、食事とアレルギー性疾患、自己免疫疾患との関連を最近はっきりした知見に基づいて、もう一度詳しくお伝えすることにします。

自己免疫疾患、アレルギー疾患はなぜ起こるのか

古典医学では自己免疫疾患のほとんどすべてが、原因不明ということになっています。治療法は

あるにはありますが、主な治療法はステロイドを使うことなので、これも症状を抑えはしても副作用が大きくて、病気の苦しみより、薬の副作用の方が大きいという古典医学のパラドックスが起きている典型的な例となっています。

問題は本来外敵に対して作用するはずの自分の免疫細胞が、なぜ自分の体に対して攻撃を仕掛けてしまうのかということです。病態生理の解明はし古典医学においてもここまでは正しいです。しかし古典医学によくある、大雑把な考え方で。それなら免疫全体を抑えればいいではないかということになりステロイドや免疫抑制剤が使われることになるわけです。しかし、本来必要な免疫機能を抑えて、体にいいはずがないのです。

4. How the Gut Microbiome Affects AS

While evidence for the role of the gut microbiota in the AS progression is mounting, several mechanisms have been suggested to explain the role of microbiome in the etiology of AS, such as alterations of intestinal permeability, stimulation of immune responses, and molecular mimicry (**Figure 1**). There is crosstalk between the gut microbiota and the immune system when gut microbiota disturbance occurs [13].

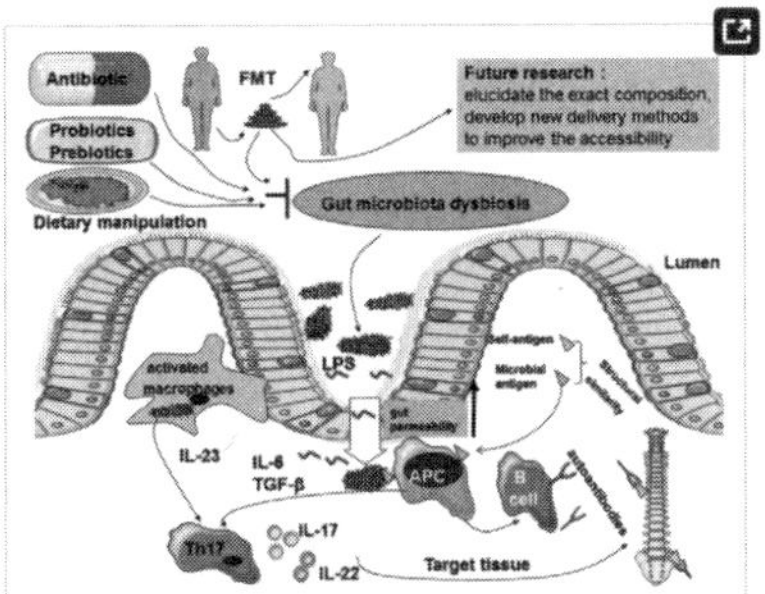

Figure 1. An overview of the possible mechanisms for gut microbiota dysbiosis in causing inflammation in ankylosing spondylitis (AS) and potential targeting alternative therapy strategies aiming to reduce the microbiota dysbiosis. Abbreviations: antigen-presenting cell (APC); B cell: B lymphocyte; fecal microbial transplantation (FMT); T helper cells (Th cells); lipopolysaccharide (LPS).

https://www.mdpi.com/1422-0067/17/12/2126

こういう大雑把な古典医学から脱却できるような知見が21世紀になって得られたのです。

強直性脊椎炎という病気があります。これは自己免疫疾患です。この自己免疫疾患で、Klebsiella pneumoniaeと呼ばれる腸内細菌への抗体が亢進していることが発見されました。

また、もっと頻度の多い慢性関節リウマチの患者ではProteus mirabilisに対する抗体が亢進していることもわかったのです。こういう腸内細菌への抗体が自分の体を攻撃する性質を持っているから強直性脊椎炎や慢性関節リウマチが起こることがわかったのです。

さらに、加工食品の炭水化物がこの二つの腸内細菌の増殖を促すことがわかりました。さらに、加工食品を食べないことで、強直性脊椎炎や関節リウマチが改善することも

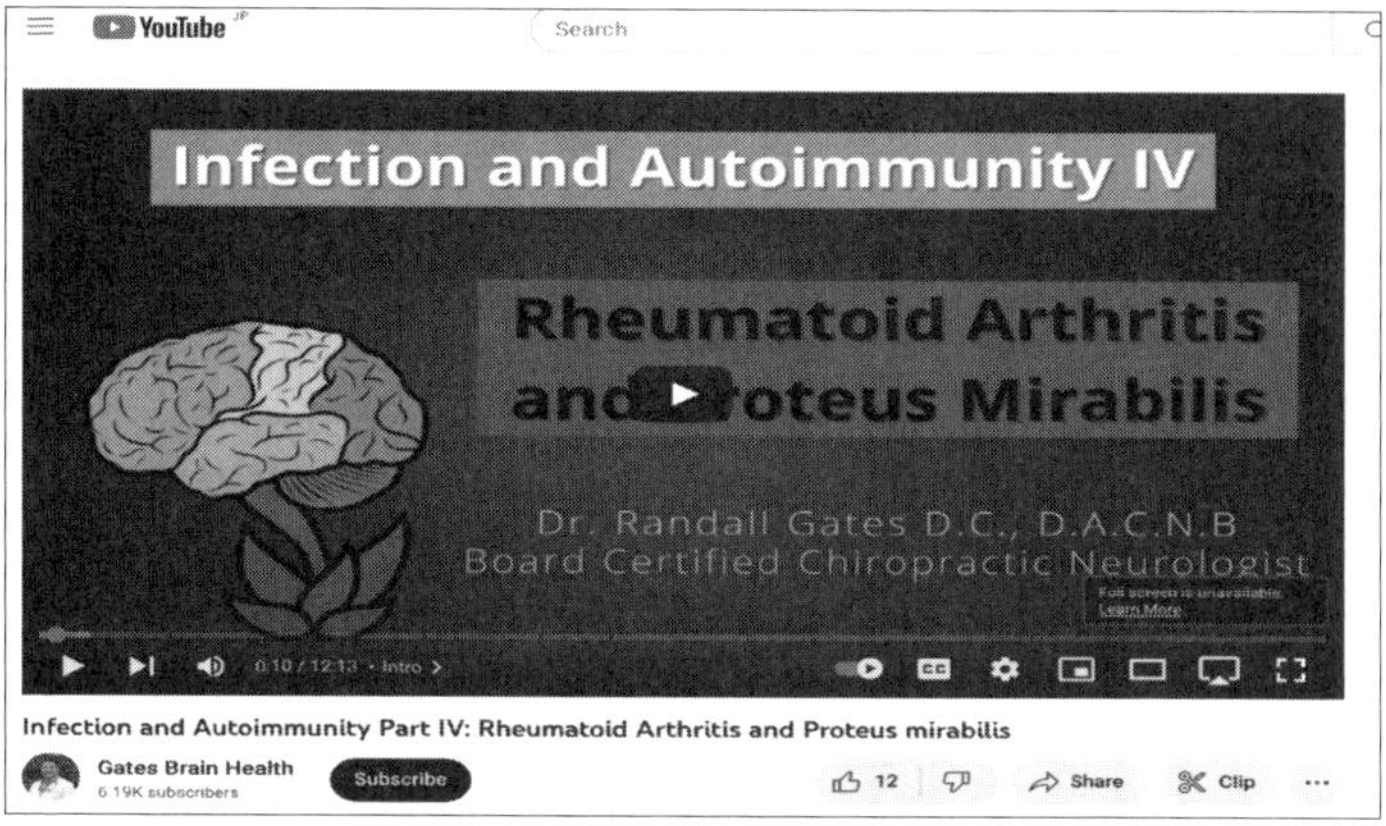

https://www.youtube.com/watch?v=YqW6hVQq19c

わかったのです。

今、同定されているのはこの2種類だけですが、多くの自己免疫疾患がこういう機序で起こっていると考えられると言っても言い過ぎではないでしょう。

つまり、不要な食べ過ぎで、ある種の腸内細菌が増殖し、それに対する抗体ができ、この抗体がたまたま人の体のどこかを攻撃することが自己免疫疾患の本態であるということです。

また、食物繊維をたくさん摂ることで、気管支喘息が軽快したという報告もあります。

すなわち多くのアレルギー疾患は加工食品の食べ過ぎで起こるのです。

つまり食べ過ぎなければほとんどの病気を寄せ付けないという証明が成立するのです。

すべての病気を寄せ付けない究極の方法とはできるだけインスリンを出さない時間を作ることなのです。

そして、加工食品はできるだけ避けて、食物繊維を多く摂るということも付け加えた方がいいかもしれません。

ラマダンダイエットの実際のやり方

では私はこの3年間20時間以上食べる間隔をあけ、寝る前に腹八分目で食べています。その中身をお伝えしましょう。

私の食事はだいたい、同じパタンです。

ご飯は小さいお茶碗に8分目くらい。おかずはキャベツかレタスか白菜のグリーンサラダ。後は6つの小皿が一枚になったようなお皿におかずを入れます。小さいので量は入りません。

親子丼。大豆の煮付け。冷奴。切り干し大根の煮付け。ホッケの干物半分。以上が第一ラウンド。

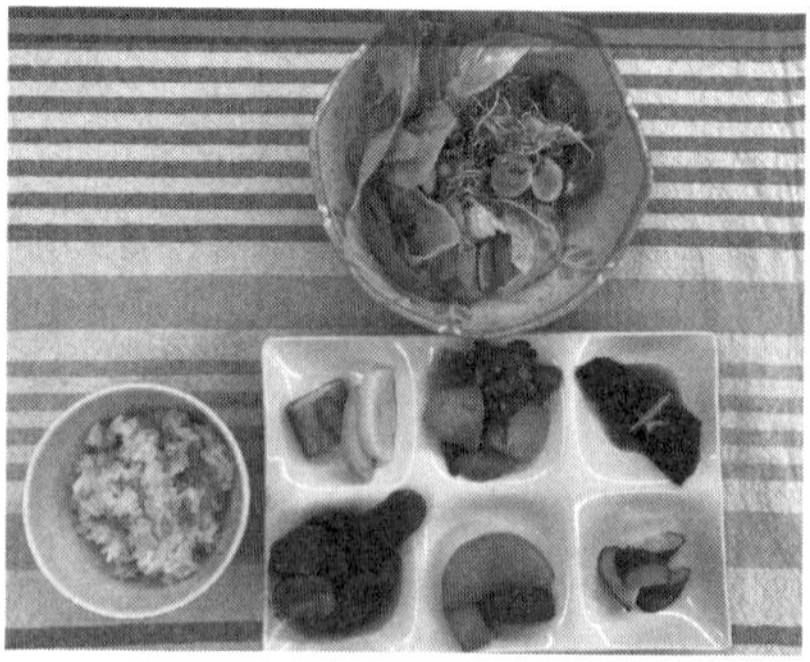

次に食パンを1枚焼きます。食パンと合わせて、チョコビスケットを食べます。食パン一切れにチョコビスケット1枚。これでチョコビスケット5枚くらいなくなります。

後はテレビを見ながら、歌舞伎揚とかミリンせんべいとかを食べます。

加工食品をできるだけ避けるためにはこの方法は本当はあまり良くないかもしれません。

スナック菓子の代わりに最近は自分でフレンチトーストやあんぱんなどを作って、お菓子はやめることにしています。あまり綺麗ではありませんが、自分で作ったフレンチトーストとあんぱんの写真も載せておくことにします。

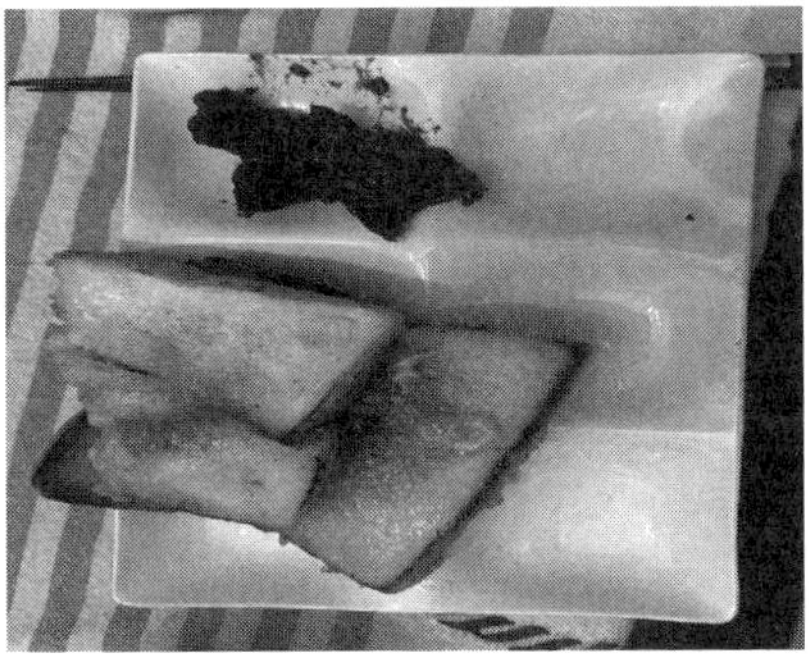

本当はもっともっと食べたくなりますが、絶対にお腹いっぱいにはしない。それも原則です。

昼間は絶対に固形物は食べません。味のあるものも口にしません。

サーモスの水筒が5本あります。ブラックコーヒー。2本。ほうじ茶。そば茶。ルイボスティー。この5本を持ち歩いて、仕事しながら、あるいは読書しながら、電車に乗って、車を運転しながら飲んでいます。

こういう食生活を3年続けていますが、私自身はどんどん元気になっていくような気がしています。

昼間は何も口にしないので、これはイスラム教のラマダンと同じなんだなとイスタンブールに行って思いました。

ですのでこのダイエット法をラマダンダイエットと名づけたいと思います。

第5章　不眠症も糖尿病もない世界とは？　一つの思考実験

「病気というものの存在論　ontologyとepistemology」

最新で最高の学問的知識から患者に一番いいことを指導するのが医者の役目である。こういう考えのためにどうすべきか考える手段として、病気というものがどういうものであるのか、医者が病気だと主張することが何なのかということについて、少し考えてみたいと思います。

「意識の科学」を勉強しているとよくontologyという言葉やepistlemologyという言葉が出てきます。日本語では存在論とか認識論とか訳されます。その顰みに倣って病気というものの存在論や、認識論について書いていきたいと思います。

成人病の存在論

成人病と医者が主張するものは実態として、あるわけではありません。存在するわけではありません。そこに少なくとも物として存在するわけではないのです。病名というものはあるが、ものを指しているわけではありません。では何を指しているのでしょう。その名前はある概念を指しているのです。高なんとか血症なら定義は簡単です。ある化学物質の血液中での値がある値以上なら高なんとか血症　である。という名前をつける。医者が一旦この前をつけた途端、患者も医者もその人が病者のような気になってしまうのです。厚労省もこの病名によって、様々な施策を行います。これは唯名論と言ってもいいと考えられるのです。

しかし、病名は単なる数値の範囲を指しているのに過ぎなくて、これを正常範囲に保ったところで患者が元気になるという根拠は実はどこにもないのです。

唯名論ではなく、最高の学問を学んだ医者としては、その状態の根源をはっきりさせる必要があります。そうすると、すべての成人病と言われているものの根本原因は、単に食べ過ぎているだけなのだということがわかって来たのです。食べない自由を行使して欲望を抑えるだけで高血圧も糖尿病も高尿酸血症も治るということがわかったのです。

そして、癌にもならないしアレルギー疾患も起こらないのです。

病気になることの自己責任論

だから、病気のほとんどは運命が人に与えた、試練なのではなく、実は自分の習慣の結果なのだと考えることもできます。もっと言えば食習慣の結果なのです。この断定は、非常に危険な考えに結びつく可能性もあります。病気は個人の責任なのだから、そういう人は死んでもしょうがない。とか、生産性のない、そういう人は殺されても当然であるなんて考え方です。しかし、現状の広く行き渡っている古典医学の考え方の中で病気を発症してしまっている人はこれから頑張ればいいのです。過去をいくら責めても何の発展性もないと考えた方がいいのです。私は自己責任論者では全くないしそういう主張をしようとも思いません。もちろん、もともと弱い臓器をもって生まれた人もいるのかもしれません。太っているけど病気のない人、痩せているけど、持病を持っている人も確かに一般的可能性としてはいるのかもしれません。でも、論理的に演繹的に考えていくとネオメディシンでは様々な病気は食べ過ぎが原因だと断定することが初めてできたのです。様々な病気だと診断され、薬を飲み続けている方も、もう一度ご自身の食生活について、振り返ってみることをお勧めします。

私は医者として初めて、こういう真実をここで明らかにします。病気の原因は何か神様から偶然与えられた試練のようなものではなく、自分の食習慣が原因のかなりの部分を占めているのです。この考えが広まることを私は楽観的にもどこかで信じています。

誤解を避けるために、もう一度書きます。私は自己責任論者ではありません。すべての病気は自分の生活習慣が原因なんだから、病気になったのは本人の責任なのだという考え方には「決して」与しません。生まれつきどこかの臓器に障害があるという方もいるということは重々承知しています。

ただ人間というものは、与えられた条件の中で、最善のこととは何かを追求する能力があります。私は、所与の条件の上に立った上で、食べ過ぎないことが最良の健康法であると主張しているのです。この主張を自己責任論つなげることは「絶対に」やめて下さい。

(不眠症)の存在論　仏教世界ではどうなるか?

次に、唯名論的な病名というものの概念について、ケーススタディとして、もう少しいくつかの病名について考えてみたいと思います。まず「不眠症」という病名について考えてみましょう。

精神科医の主張するこの、不眠症という概念の存在論を考えてみたいと思います。これは身体医学の成人病の定義とは違って、僕にはかなり理解不能の言葉なのです。なぜかと言えば食欲、性欲、睡眠欲が人間の三大欲望であると仏教は教えています。ということは睡眠が取れないということは、この欲望を抑える術を知っているということで本当はとても喜ばしいことではないのかと思うからです。

しかしそうはいっても、現実的には夜寝られないと昼間辛いから困るという人が多いのだと思います。だから、睡眠薬で寝るのがいいと精神科医は主張して莫大な量の睡眠薬が処方されているのです。

しかし、不眠症の歴史を調べてみると、とても、驚くべき事実が判明します。不眠症という言葉ができたのは、バルビタールという睡眠薬ができたからなのです。

不眠症という病気が先にあってそのための薬が作られたのではなく、睡眠薬にできる薬が開発されたので、不眠症という概念が出来上がったのです。その前は抱水クロラールという薬が使われていたのですが、バルビタールの方が副作用が少なく人気を博したということです。

現象に、症という語尾をつけて、病名をつける。その病名は唯名論のように一人歩きして、あたかもそんな病気が実態としてあるかのように動き出す。薬屋はそういう唯名論的病名を一人歩きさせて、それに「効く」薬ができたと主張して、医者に売り込むのです。

現在の医学の形は、20世紀初頭にこんな形で、出来上がっていったのです。不眠症は最初のその典型的モデルだったのです。

医者が実態としてそんな病気が存在するように主張するものだから、多くの人はその権威を信じて、そういう病気の薬を欲しがるようになるのです。

その薬の内服はその人の健康に役立っていればとても素晴らしいことですが、継続する睡眠薬の内服はその人の人生を明らかに違うものにしてしまいます。

医者が睡眠薬を処方する時には、この薬によって違う人生を歩み始めるのだと説明する必要があります。それが本当のinformed consentだと思います。この概念を私個人は擁護しているわけではありませんが。

でも普通に道徳的に考えてみると、不眠症という概念を主張すること自体に医者は大変な責任を負っていると言わなければなりません。不眠症という病気が「ある」と主張することによって実は世界が変わっているのです。根拠もないのに不眠症という病気が「ある」なんて主張は悪気がなくても現実を悪い方向に変えていると私は思います。何人の医者がその責任を自覚しているでしょうか。過去の私を含めてそんなことを考えている医者は1人もいません。

情報が現実を作る？ By David Chalmers 不眠症という概念の（ない）社会の実現？

情報が現実を作るという考えをDavid Chalmersという意識の科学の専門家は主張しています。私は彼の主張を相当受け入れているので、この考えにも同調しています。仮に、情報が現実を作るという意見が正しいとしましょう。不眠症という概念は薬屋が儲けのために作ったものです。不眠症を治すために薬を開発したのではなく、薬を売り込むために不眠症という概念を勝手に作ったのです。仏教的には寝られないということがあるとすれば、睡眠欲を克服できた素晴らしいことである。悟りへの道の一歩を開いたと賞賛されるだろうと思われます。しかし、それとは逆に寝られないと訴える人にそれは病気だと断定するような情報を広めてしまったのです。医者は自分の権威を利用して、この不眠症という概念をでっち上げこれを広めたとすら言えるのではないでしょうか。この情報が、現実を不眠症という病気の「ある」世界に作り変えたとも言えるのです。不眠症という概念の「ない」世界から不眠症という概念の「ある」世界に現実を変えたのです。まさに情報が、現実を作り変えた典型例だと思われます。不眠症という概念があって、世界が変わったのではありません。意識的に不眠症という言葉を作ったから、世界が変わったのです。

これは物質が意識をつくるのではなく、意識が認識することによって初めて物質は存在していることがわかるという量子力学のコペンハーゲン解釈にも何となく通じるものがあると私は思いました。

一日普通に考えてみましょう。私たち全員が不眠症なんて言葉はなくて、仏教的世界観しか知らない世界に生きていると考えてみましょう。不眠症という情報のない社会です。三大欲とは何でしょうか。一般的には生存に関わる根源的な欲求で、食欲、睡眠欲、性欲を総称した言い方です。そして、仏教においては、飲食欲、睡眠欲、色欲、財欲、名誉欲の5つの欲が「五欲」と総称されるのです。

こういう考えが広まっている世界で、寝られないということをいう人がいたとすれば、それはこの五欲のうちの一つを克服できた人として、人々からとても尊敬されるのではないでしょうか。その世界では、不眠症なんて概念は決して、受け入れられないでしょう。

不眠症という病名を唯名論的に実際に存在するかのように医者が主張し、そういう情報が現実を作っているのが、

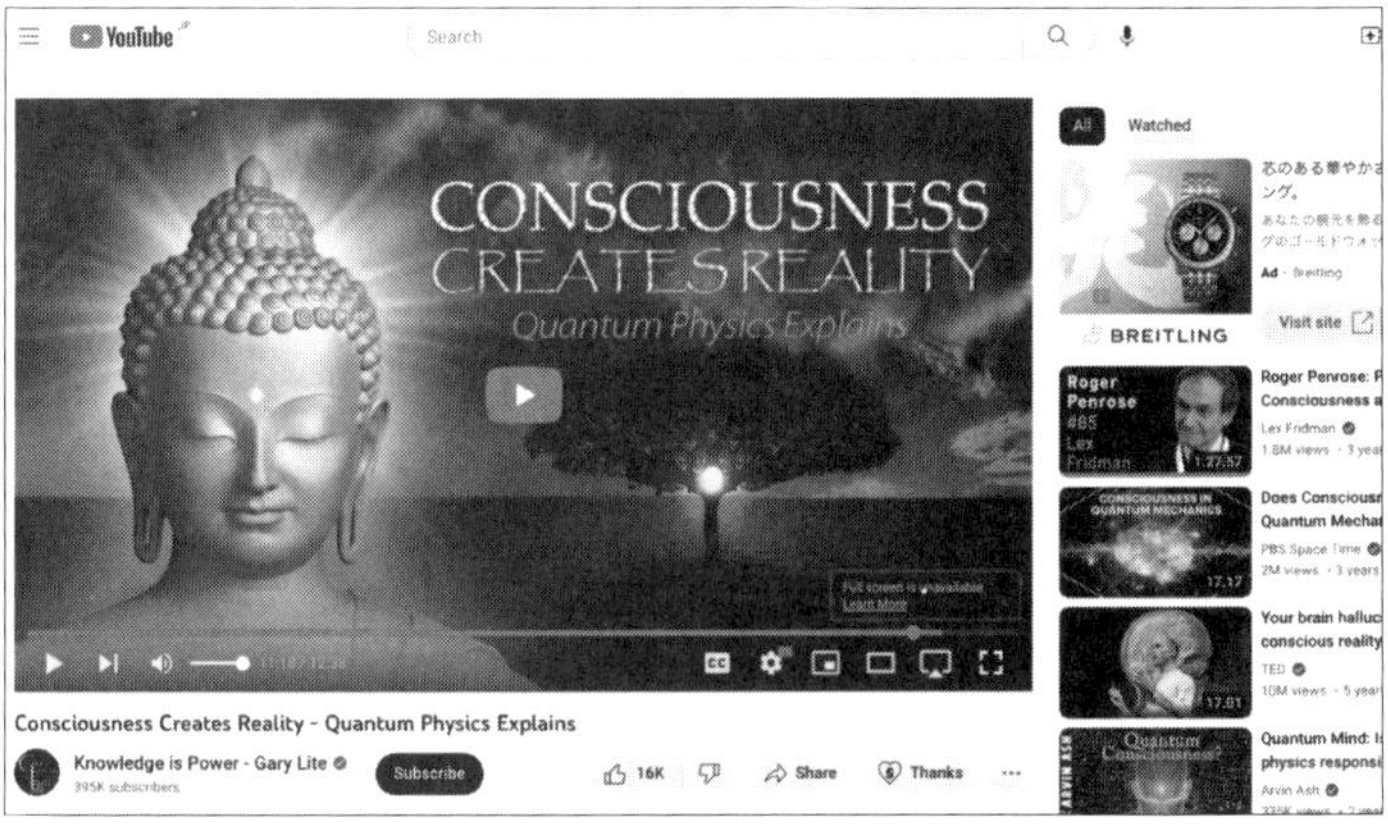

https://www.youtube.com/watch?v=MjGgqcyLpug

現在の現実です。私はその現実を相対化することによって、不眠症なんて概念がない世界に変えるべきであると思います。情報が現実を作るのだとすれば、私は、次のような情報が広まる社会になって欲しいと思います。

「不眠症なんて、製薬会社が作り出した概念に医者が乗って作り出されただけの病名であって、そんなものは実態として、存在しない。医者は財欲、名誉欲を満たすためにそんないい加減な病名を主張しているだけである。睡眠薬を飲み始めて幸せになった人なんて1人もいない。不眠症なんて病気があるはずがない。」こういう情報が広がっている社会に現実が作り変えられるべきだと思っています。

だから、不眠症の「ある」社会を相対化して、そんな製薬会社が儲けのために作り出したような概念は捨て去るべきであるという情報が広まることを望んでいます。

私がはっきりとそんな風に強く思うのは、義父と初めて話してからです。

要介護2の義父との交流

義父は奥さんの死をきっかけにハルシオンを飲み始めました。当時そういうことは普通のことでした。もう30年近くも飲んでいます。もし飲まなければ、判断力ももっとしっかりしていて、ボケ老人と言われることもなかっただろう。と思うのです。ハルシオンの「ない」社会であれば、奥さん（私の義理の母に当たります。）が亡くなったことをきっかけに、睡眠薬を飲み始めるという選択肢はないのです。ハルシオンのない世界で、義父と会えていればどんなに良かっただろうと思うのです。不眠症概念のない社会でお会いしていれば、もっと色々なことを教えてもらえたでしょう。私は心から強くそう思います。義理の父親は山の植物や鳥のことをとてもよく知っています。別荘に連れて行く時に色々なことを教えてくれます。でも普段の生活では要介護2で確かに時々ボケ老人のような発言をします。これはひとえにハルシオンの30年近い内服のせいだということは間違いないと私は確信しています。

さらに言えば、ネオメディシンが普及していれば、お義母さんも癌にかかることもなかったでしょうから、お義父さんも、ハルシオンを飲み始めるきっかけもなかったと言えるでしょう。

私は40年臨床をやってきたので、睡眠薬というものが色々な科の医者から如何に安易に出されているかその実態をよく知っています。私自身も処方したことが何度もありますから生意気なことは言えません。しかし睡眠薬を飲むことはその人の人生をよからぬ方向に変えてしまうことがほとんどです。私は本当に患者のための情報を発信するとはこういう事実を伝えることにあるのだと思うのです。

こういう情報を広めることで、不眠症なんて概念が「ない」世界に作り変えていくことが医者の役目だと信じているのです。

それが本当に患者さんのためになることをする医者のやるべきことであると強く信じています。

以上が、不眠症という概念が「ない」世界について考えてみた思考実験です。でも現代は、病気というものが唯名論で広がっているので、不眠症の「ない」世界に変えることは至難の業かもしれません。でも希望を捨てずに頑張れば道が開かれると信じるのはネオメディシンの楽天的発想です。

不眠症だけではなくあらゆる病気について、こういう思考実験ができるのです。

糖尿病の存在論

もう一つ、糖尿病という病気について、思考実験してみましょう。糖尿病は、医学用語ではdiabetes mellitusと言います。Diabetesとは、多尿という意味です。Mellitusとは甘いという意味です。何が甘いかと言えば尿が甘いのです。ギリシャ時代に、多尿を訴える患者が医者の所を訪ねてきました。当時の医者は患者の尿を舐めて、その尿が甘ければ、Diabetes mellitus糖尿病と診断したのです。では尿が甘くない時はどうだったのでしょう。多尿を訴える患者さんの尿が甘くないことも結構あったみたいなのです。この場合医者はこの患者をDiabetes Insipidus尿の甘くない多尿症と診断しました。今ではこれを尿崩症と呼びます。その原因は抗利尿ホルモンADHの分泌不全だということがわかっています。確かに、現状の科学的医学は尿を舐めることもなく糖尿病と尿崩症を鑑別できます。科学的に体を見るのは確かに素晴らしい方法です。

でも、現実を科学的に記述するだけでは私は、患者のためにはならないと思います。なぜ糖尿病になるのでしょうか。それは「インスリンの分泌不全」や、「インスリン感受性の低下」と教えられてきました。だからそれを改善するための薬を飲ませるのが医者の役目であると。しかし、なぜ、インスリンの分泌不全やインスリン感受性低下が起こるのでしょうか。

それは、やっぱりここでも食べ過ぎが原因なのです。食べることによりインスリンの分泌が本当は逆に亢進するのです。２００万年あるいは５００万年の人類の進化の過程において、これほど食物をたくさん食べる状態になることはなかったのです。だから、体は驚きます。２００万年以上もなかったことが体の中で起こっているのです。こんな過剰なエネルギーはどう処理すればいいのか。今までは血糖を上昇させるホルモンをいつも使っていたのです。人間の体の中には血糖を上げるホルモンが5種類以上もあるのです。進化の過程では飢餓状態がデフォルトだったからでしょう。だから血糖を下げるホルモンは一種類だけです。それがインスリンです。インスリンというホルモンには脂肪を溜め込み細胞を増殖させるという働きがあります。それがまさにインスリンというホルモンの働きです。肥満や癌を誘発するのです。インスリンは血糖を下げる天使のホルモンではなく肥満や癌を誘発する悪魔のホルモンと言ってもいいくらいなのです。

こうして食べ過ぎにより糖尿病になり肥満になっていくのです。

これが物事の根本原因です。この根本原因をなくすためには食べないことが肝要です。食べ過ぎてインスリンが出過ぎているのが物事の根本問題です。

1型糖尿病はインスリンの分泌不全だから、この議論は一見当てはまらないように見えます。でも、1型糖尿病はランゲルハンス島が破壊されるためにインスリン分泌不全が起こります。この破壊にはウイルス感染とか、自己免疫機序が関与していると考えられています。すなわち免疫異常が原因です。この免疫異常も食べ過ぎが原因だと考えられます。アレルギー疾患のほとんどは食べ過ぎが原因なのです。だから1型2型を問わず糖尿病にならないためには過剰なエネルギー摂取をしないということです。２００万年以上かけて作られた人間の体に予想もしなかったような負荷をかけるべきではないのです。

やっぱり昔からの考え方のように無闇に贅沢するのはよくないのです。無闇に食べ過ぎる。グルメ三昧。これが最高の楽しみになることによって、現代社会に様々な病気が起こっているとも言えるのです。

いや、この話はこれを病気として捉える今の医学の枠組みの中での話ではありますが。

今の医学の枠組みは製薬会社の薬を売るための方策に乗って、糖尿病は糖尿病である。血糖コントロールのために薬を飲まなければならない。薬をしっかり飲めば飲むほど健康になるということを医者は主張しているのです。

では、さっきの不眠症の時と同じように、糖尿病というものの捉え方が、製薬会社の作ったものではなく、実際の発症メカニズムを厳密に考えたパラダイムの世界ではどうなるかということを考えてみることにします。

ネオメディシン外来での（糖尿病）患者の診察

私のネオメディシン外来に、健診で血糖が高いと指摘された患者が来たとします。あるいは喉が渇くことを訴えて、来る人もたまにはいるかもしれません。外の世界は、普通の世界なので、普通に健康診断も行われているとしましょう。もちろん、私の外来でも、血糖の高いことはよくありません。それで私は早速その人の、食べている量や食べ物の種類を訊きます。そうすると彼は自分は普通に三食しっかり食べているだけです。というでしょう。栄養バランスも考えています。塩分も控えています。糖尿病にいいサプリまで飲んでいます。にもかかわらず血糖が高いと言われたのはなぜなのでしょうか。患者さんは少し憤懣やる方ないという風情です。

私は言うでしょう。いや血糖が高いのは、食べ過ぎが原因です。２００万年かかって進化して出来上がった、人間の体にこのわずか二万年くらい前に農業革命が起こって、栄養を摂り過ぎるようになったのです。血糖を上げるホルモンは5種類もあります。２００万年の進化のおかげです。でも、血糖を下げるホルモンは1種類しかありません。かの悪名高い肥満を誘発するホルモンであるインスリンです。血糖を下げるからいいホルモンだと言われていますが、これは製薬会社のプロパガンダの一種です。インスリンが色々な種類が開発されたから、糖尿病の人も苦しまなくて済むようになったなんて大嘘です。

インスリンを出さざるを得なくなるような体の状態を作ることが糖尿病の根本原因です。インスリンが出るのはエネルギーをとった時です。すなわち食事をすると必ずインスリンが出ます。インスリンが出ないようにするためには食事しないことが大事です。私はそう説明するでしょう。

そうして患者さんに私がしているように寝る前に腹8分目だけ食べるという食事を推奨するでしょう。

甘い飲み物は、いけません。カロリーはカロリーではないのです。つまりカロリーが同じでも色々な食物の健康に対する影響は違うのです。人間は機械ではありません。だから、エネルギーのある物質ならなんでも食べられるわけではありません。人間が食べられるのは、かつて、生きていたものだけなんです。生きるということはエントロピーをできるだけ低く保とうとすることです。ある種の植物は光合成により、エントロピーの高い光子をエントロピーの低い状態に固定します。これを澱粉などの形で固定します。これが食物になります。動物もこの植物の固定した低いエントロピーのものを摂取して、自分のエントロピーを低く保ちます。人間も同様にエントロピーを低く保とうとして、食物を摂取するのです。だから食べるという行為はまさに命を繋いでいると言えるのです。シュレージンジャー博士の「What is Life」を引用しているので私は少し得意気な表情になっているかもしれません。

こう考えればグルメなどと称して、食べることが楽しみにしてしまってはダメなのです。少なくともそのおかげで、寿命が縮まるのは間違いありません。

エントロピーの低い食べ物とは加工食品ではなく、本当の野菜や肉などの食材から作ったものの方が、エントロピーは低くなると考えられます。

カロリー表示に騙されてはいけません。カロリーは同じでも、エントロピーは明らかに違うのだから、人間の体にもその影響は全く違うでしょう。

こういうことを心がけて食材を選び、毎日寝る前に一食腹8分目食べる生活をしたところで、もう一度血糖を測ってみましょう。

誰もが驚くほど血糖は下がっていると思います。

私は患者にこう説明したとします。でも患者さんが聞いたこともないようなこんな話など全く聞く耳持たないでしょう。

でも、それはしょうがないです。私のネオメディシンの理論はまだ、情報としてまとまって出回っているわけではないのですから。

この正しい情報を広めることがこの本の役目なのです。

人間の本当の幸せとは何か

ここで、体の健康という話題から離れて、医者である立場を超えて、1人の人間として、何が幸せであるかを考えてみることにします。人間は自分が幸せになるためにすべての活動を行っているはずである。それがうまく行かないと、とても残念な気分になる。

では幸福とはなんでしょうか。こういうことを考えることもネオメディシンの守備範囲です。好きな時に好きなことをできる自由が保障されている。抽象的に言えばそういう状態だと思われます。この状態を目指すためには物質的自由を手に入れる。だから年収の高い職業がいいということになります。人間の基本は衣食住であると考えられています。好きなファッションを着こなし、好きなものを食べ、豪華なタワーマンションに住む。これは理想の生活でしょうか。仏教がいう人間の三大煩悩に対応しているようでもあります。仏教の三大欲望は、食欲、性欲、睡眠欲です。衣は綺麗に着飾るということで、性欲に対応する。食は食欲。住は睡眠欲にある意味対応するとも思われます。

或る独身男性が婚活をしていて、次のような3人の方にお会いしたことがあるという話を聞いたことがあります。皆さん素晴らしい方で、条件という点から言えば申し分のない方ばかりだったということでした。人も羨む公職についているとか、有名人と尺で話ができるとか、人から尊敬される知的な職業についているとか。

でも一人一人の境遇や生い立ちは様々であり、ここに挙げた女性たちが本当に幸せかどうか、本人に聞いてみないとわからないと思われます。この3人の中でこの男性は誰を選んだのでしょう。そのことについてはこの本のテーマとは離れるので、いつかまた別の本にしたいと思っています。

David Chalmersの easy problemとhard problem

David Chalmersは行動の解明こそ最高の難問だと指摘しています。人間がなぜそういう行動をとるか。それを一元的に説明することは非常に困難です。これがhard problemです。これに対して、比較的易しい問題。Ability to discriminate, integrate information。区別する能力とか、情報を弁別する力とかそれは比較的簡単に説明できるようになるだろうと彼は言っています。赤と青をどうやって区別しているかとか、ある抽象概念がどうのように理解されているのか。そういうことは比較的簡単に解明されるというのです。しかし同じように赤と青を区別している人が行動面で全く逆のことを行う可能性も当然ながらあるのです。この行動の問題。何が彼をそうさせたのかという問題がhard problem難しい問題だと彼は言います。

hard problemとしての恋愛問題

中でも人間の行動で一番不可解なのは、恋愛ということではないかと思うのです。例えば、誰とお付き合いするかというようなことはどうやって多くの人は判断しているのでしょう。誰と、結婚すかという行動は極めて、解明困難なhard problemの極致であり、多くの人の知りたいと思う点なのではないでしょうか。私は全くの個人的な興味でそういうことが明らかになるのだろうかといつも思っているのです。

恋愛問題の存在論　恋愛問題を解決するマニュアルはあるのか？

これに関連して意識の科学の専門家達のようにもう一度思考実験をしてみましょう。あるとても理想のように見える独身男性がいたとしましょう。さっきの婚活している男性のことです。身長6フィート5インチ。知的レベルはとても高い。収入も高収入。時間の余裕もある。絵に描いたような理想の男性である。容姿は、体重160パウンド。容貌は二重のやや垂れ目で鼻が高く、適度な唇をもった、顔をしている。

多くの女性が、この男に言い寄られたら、否とは言わないだろうという客観的な判断をした男性もいるくらいである。

この男性の不可解な行動について、どうやって説明したらいいのでしょうか。

件のさっき挙げたいずれもハイソな3人の女性の中で、一番年齢が高く、一番学歴が低く、一番身長も低く、一番胸も小さい女性を伴侶として選んでしまったのです。彼の主張は人間の愛情というものは条件で必ず決まるというわけではないということでした。David Chalmers の hard problem

が実際にここに現れていると言っていいでしょう。愛情は計算で算出できるものではないのです。これこそが意識の科学の困難さを表しているのではないでしょうか。

こういう問題を解決することは意識の科学の、一番のポイントとなっていくでしょう。

魂や心は、理論や計算では計り知れないことがあるから、理論的判断とは別の結論を出すのです。すでに1931年にクルト　ゲーデルという数学者が人の心は決して計算では解明できないことを証明しているのです。興味のある方は「ゲーデル　エッシャー　バッハ」という本を読んでみてください。

このテーマについては非常に複雑な考察が必要なので改めて、「hard problemとしての恋愛事件」という題名で別の本を書きたいと思っています。

ネオメディシンによる健康的な生活の実践

今皆さんが読まれている本は、あくまでも、健康に生きるにはどうすればいいかということについての本です。40年間臨床医を続けた人間として、本当に皆さんにお伝えできることをお伝えするという趣旨に沿ってもう少し書きたいと思います。

私自身が実践している方法は、食事に気をつけるという方法だけです。私自身運動は大嫌いだし、音楽を聴くのも大して好きではない。私が、やっていることは寝る前に一食。好きなものを腹8分目に食べるという原則を守ることだけなのです。

原則といっても、朝も昼も絶対に食べない。何種類かのお茶とコーヒー以外は明るいうちは全く口にしない。これはもう一度言いますがイスラム教のラマダンに因んでラマダンダイエットと言ってもいいかもしれない。

自分で料理を作るために味見するときもだし汁を少しだけ舌の上に乗せて、味見した後は汁はすべて、吐き出しうがいをしてできるだけ味成分が胃の方に行かないようにしている。固形物は全く食べない。これくらい徹底しないとラマダンダイエットの意味がありません。

食べ始めるのは早くて19時半。遅い時は22時半から食べ始めることもあります。しかし、大抵は20時過ぎくらいに食べ始め、1時間くらい食事の饗宴をし、そのあとは何種類かのパンやお菓子を食べる。ここでの一番の注意は欲望に任せて食べ過ぎないことです。残したらもったいないという逃げ口上は絶対に採用しないということです。

これを守るだけで、体調は頗る良く、気持ち的にも全く怒りや焦りの気持ちがなくなったといってもいいくらいなのです。

何か探し物が見つからなくてもそれが旅に出ていると思うようにしたら、イライラが全くしなくなったのです。無くしたものは旅に出たと考える発想は仏典でそういう逸話があったから自分でもそれを採用してみたのです。

何度も書きますが、すべての病気を寄せ付けない究極のダイエット法はこの「ラマダンダイエット」が最も簡単で誰にでもできる方法であるというのが私の結論です。

第6章　ネオメディシンの実践

ネオメディシンに至った背景

私は最高の学問であるべき医学を学び、40年間臨床を経験した結果自分自身にこのネオメディシンの結論を適応し、実践しています。

一つのきっかけはlife spanという本で普通に食べているマウスとあまり食べさせないマウスを比べるとお腹の空かせたマウスのほうが2倍近くも長生きし、理論的にもAMPKやmTO4という物質を通して、食べないことにより老化が進行しないという知見に基づいて、食べない生活を始めたことです。少なくとも150歳まで元気に生きていたいと思ったからです。

さらに突き詰めていくと、前章までお書きしたように食べないことは老化を進めないだけではなくあらゆる病気と言われるものの予防になるのです。しかし、これは古典医学の主張していることと合致しない点が多いです。

古典医学を前提とした、産業医学や栄養学も本当の真実からは外れています。でも、古典医学しか知らない人は、それに基づき様々な活動をしています。これはやむを得ないことですが、私の信じて実践していることと、かなり矛盾している点も多いのです。

私は私自身の実践の結果をもう一つ提示して、ネオメディシンの方が論理的にも実際も正しいことの証明をしたいと思います。

私自身の血糖測定
―食後の血糖スパイク、空腹で低血糖→すべて都市伝説（お医者さん達の作り話）―

私はある会社の産業医業務に関連して24時間血糖測定を2週間ほど続けて行ったことがあります。1日一回寝る前に腹8分目の食事を2年以上続けている中で行ったことです。

２０２２年の10月に行いました。この間に、タイへの旅行の予定もあって、金具をつけたまま空港を通れるかどうか少し不安でしたが、問題は起こりませんでした。

その結果を早速お示ししましょう。

２０２２年10月5日から10月19日までの血糖の記録です。この2週間もちろんネオメディシン健康法の大原則、一日一回寝る前に腹8分目を食べるという原則を守り続けています。

これでも低血糖になることは全くありません。最低でも、血糖66。一日一回しか食べていないのに、最高162まで上がってしまうこともあります。ちなみにHbA1cは5・3％でした。残念ながら、インスリンは測定されていません。

しかし、別の日に実はインスリンの日内リズムを測ったことがあります。2021年11月4日のことです。私は神戸大

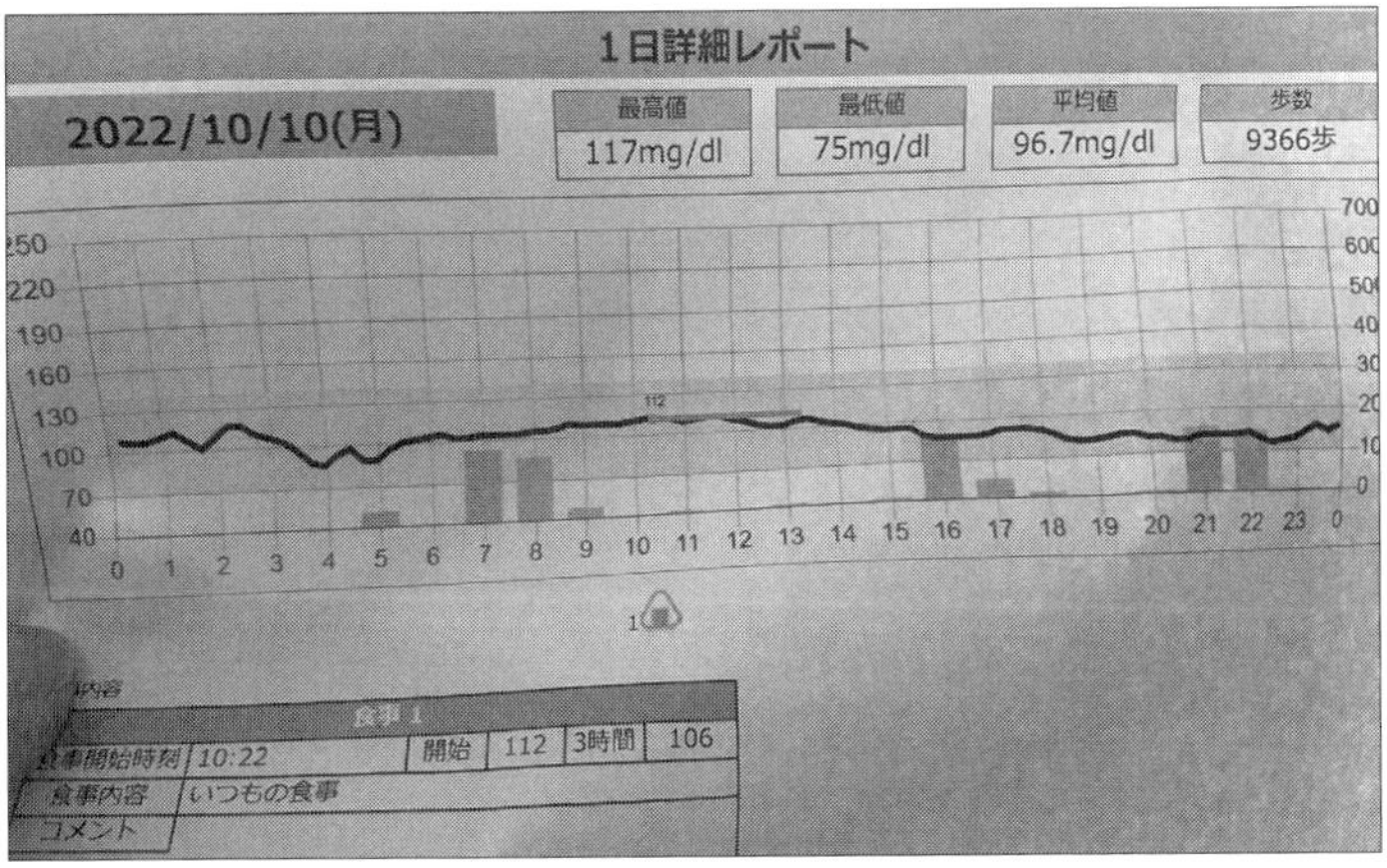

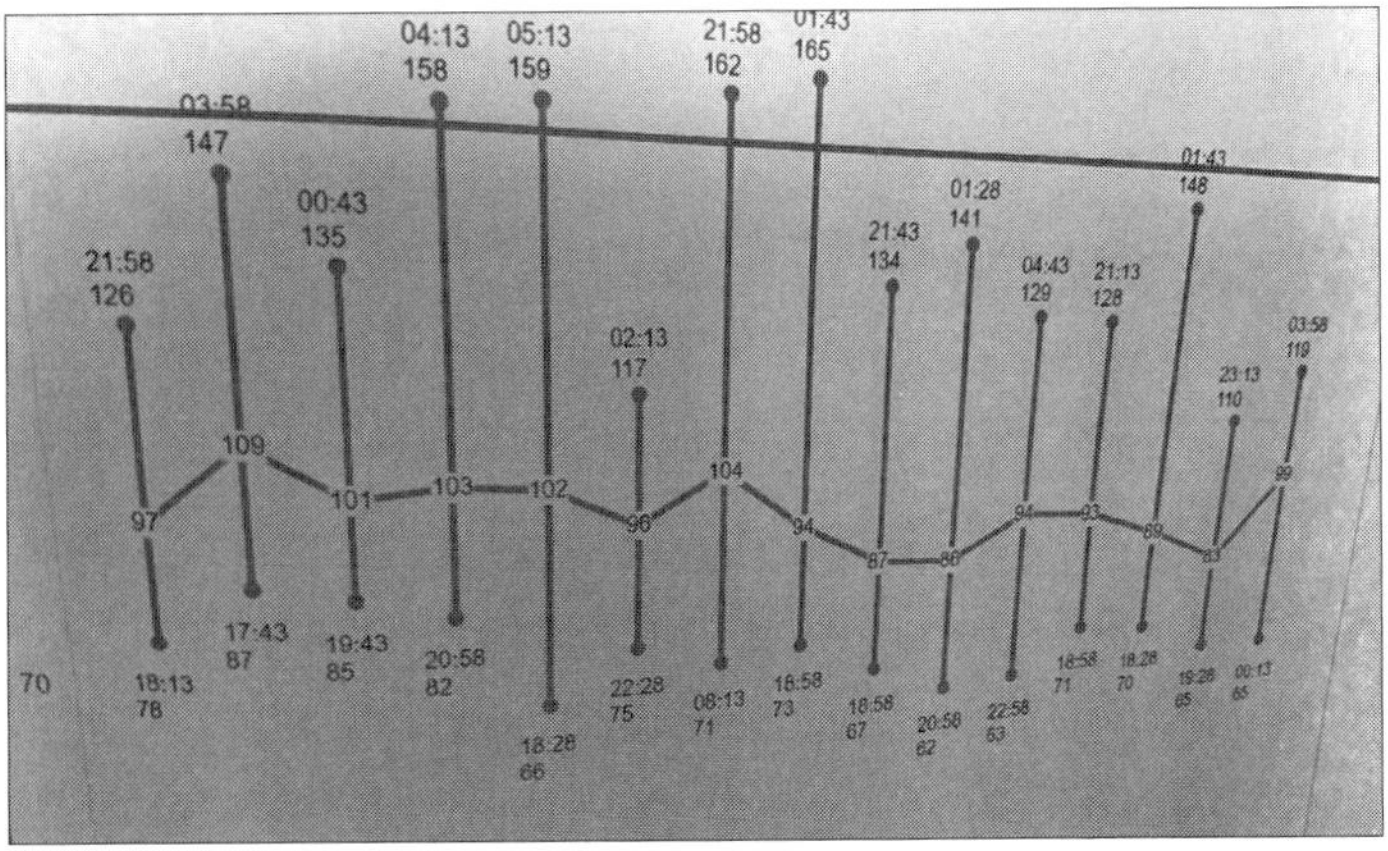

学第三内科というところに所属していたので、ホルモンの日内リズムを測るのはとても普通にやっていたことです。

その結果は下記のようなものです。

下記の結果では一日一食夜8時に食べ始め、10時くらいまで食べるというラマダンダイエットを実行していれば、昼間の間はインスリンは低い値が続くということがわかります。食べ始めてから4時間経った、24時にはインスリンは9・5まで上昇します。そして、午前3時には18・5まで上昇します。この上昇は食べ終わるのが22時だからだと考えられます。残念ながら食べる欲望によって、インスリンを少し上げてしまっていることがわかります。しかし朝の8時には1・5まで戻っているので、インスリンの高い時間はせいぜい、5~6時間だと考えられます。1日一食にすれば、悪魔のインスリンホルモンに被曝する時間が最小限にとどめられることがわかると思います。

	インスリン（μ IU/ml）	血糖（mg/dl）
8：00	1.5	95
15：00	0.8	89
20：00	1.1	78
この時間で食事開始する。食事終了は 22 時くらい。		
24：00	9.5	100
3：00	18.5	120

この結果から、1日1食寝る前腹8分目の食事でも低血糖になることなんてないし、活動性が落ちるわけでもないということが実証されたということです。またインスリンへの被曝も最小限の時間に留められるということです。1日3食も食べていたのではインスリンは常に上昇し老化が進み様々な疾患の原因となってしまうのです。

また「ダイエット専門家」を自称している古典医学のお医者さん達の主張している「無理なダイエット」は筋肉が落ちて続けることはできないし、必ずリバウンドするなんてことも全くありません。客観的なデータを示すこともなく想像でものを言っているのがこのお医者さん達だと言えるかもしれません。朝食を抜くと代謝が落ちるなんてことも根拠もなく言っていることで、全くの虚偽だということもできます。なぜ、こういうお医者さんたちは平気で嘘をばら撒いて恥じることがないのでしょうか。それは、最高の学問であるべき医学という本来のプライドを捨てて、医療行為ができれば良いというような医師免許を取ることだけが目的の医学部が増えたからだとも言えるのではないでしょうか。医療行為ができることだけに価値を置いているようでは本当の真実を見極めようとする気持ちなど出てくるわけもなく、現状のパラダイムに疑問が出てくることなんて決してないでしょうから。

私はラマダンダイエットを実践しながら、血糖を測定し、その間タイ旅行にも行っています。活動性は落ちていないし、低血糖にもなっていません。代謝が落ちているわけでもなく筋肉が落ちているわけでもなくリバウンドしているわけでもありません。「ダイエット専門家」と称する古典医学のお医者さんたちの嘘を私自身の体が証明しているのです。

ネオメディシン健康法は人類進化の過程にも適合している

この結果はよく考えてみると人類進化の過程を考えると実験するまでもなく当たり前のことです。少し食べないくらいで低血糖になって、筋肉が衰えていたのでは、飢餓状態がデフォルトの自然界の中で、人類がここまで進化できるはずがないのです。

2万年前に起こった農業革命によって、食糧生産は増大し、人間のとるカロリーは多くなり過ぎてしまったのです。食への欲望が過大になり過ぎているのです。

それで、様々な成人病が起こり、本来150歳くらいなら余裕で生きられる体を持った人間もせいぜい100歳くらいまでしか生きられないのです。

このネオメディシンの考えを適応して、私は、今日もとても元気な生活を送っています。

私は最高の学問に基づくこの健康法を多くの人に共有して欲しいと思い、この本を書いています。

私のラマダンダイエットをやりながらの生活記録

1日一食寝る前腹8分目。昼間は食べないラマダンダイエット。これが正しいことの証明のために、私の1日の生活記録を提示することにします。

2023年6月17日土曜日。私は最後のこの章を書こうと思っていましたが、残念ながら、スケジュールをこなしているとそこまで辿り着けませんでした。それで、18日の朝、7時からこの文章を南箱根の別荘で書いています。

17日のスケジュール。朝、下北沢の家で6時過ぎに起きました。別荘に行く準備のために、夜の食事を保冷バッグにつめ、着替えを3セット用意し、別荘で読む本と資料を整理して、パッキングしました。それから少し読書をしました。9時半くらいに家を出て、新宿住友ビルで開催されているPATEK PHILIPPEの展覧会に行ってきました。腕時計で300万円以上もするので未だ買えるわけではないのですが、そもそも住友ビルでは展覧会をやっているわけで販売しているわけではありません。

3300円のパンフレットを買って、会場を出ました。私の予定は新宿の住友ビルから今度は渋谷の画材店に行くことにしていました。パレルモで書いてもらった自分の鉛筆での肖像画を額に入れてもらおうと思ったからです。11時過ぎくらいに、渋谷に着いて宮益坂の角の画材店に行こうとしましたが、なんと今まであったビルは建て替えのため取り壊している最中でした。残念ながら、肖像画の額装は延期せざるを得なくなりました。このくらいのことで人生を儚む気持ちは以前とは違って出てこなくなりました。

その後、13時開演の下北沢の本多劇場で開かれる「かもめよ

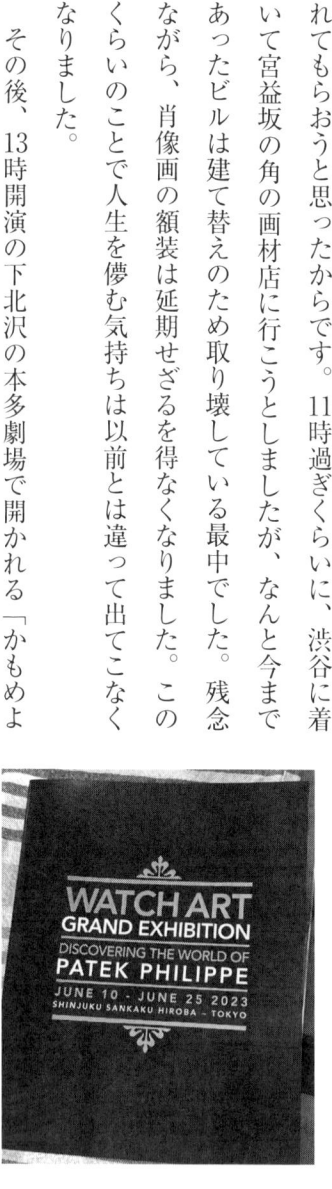

そこから銀座が見えるか」に行くには少し時間があるので、一旦下北沢の家に戻りました。30分くらい時間があったので、趣味の将棋をネットでやりました。アマチュア五段の実力です。

1局終わるとちょうど12時20分くらいになったのでそこから歩いて、本多劇場に行きました。下北沢に二十年以上も住んでいるのに生来の方向音痴で道に迷って、本多劇場に着いたのは12時37分でした。でも13時の開演には間に合い、お芝居を堪能しました。

でも本当は少し何が言いたいのかわからないところがありました。私は昔から松雪泰子のファンなので、そのことだけでもよしとしなければなりません。お芝居は15時前まであって、家に戻ったのが15時10分くらい。それから、車で、南箱根ダイアランドにある別荘に行きます。朝から4つ目で一番時間のかかる予定です。

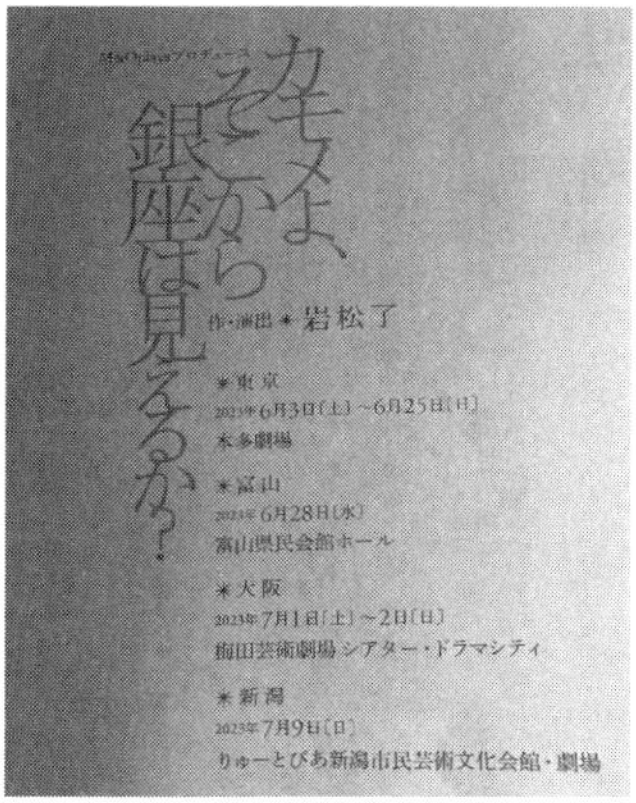

ガソリンが後40kmくらいしか走れないくらい少ないので、笹塚のガソリンスタンドに寄ってから、高速に乗って別荘へと向かいました。でもこのコースどりは間違えていて、梅ヶ丘通りのガ

ソリンスタンドで入れた方が大橋ジャンクションの渋滞には巻き込まれれず池尻から入ればよかったのです。でも後悔先に立たず。ただ、そのくらいのことで人生を儚むような気持ちにはさっきと同じようにならなくなりました。

大橋ジャンクションを抜けるとあとは渋滞に巻き込まれず、1時間半くらいで南箱根ダイアランドの別荘に着くことができました。着いたのは17時くらいです。ここで、早速お風呂に湯を入れて、温泉に浸かります。温泉はやっぱり気持ちいいです。朝から、暑い中、麻のジャケットにネクタイをしてスケジュールをこなしていたので、一層気持ちよく感じました。

風呂から出ると、17時半くらいですが、先週植えたバラの苗に水をやりました。

それで18時くらいから、また、将棋をやり、19時くらいからテレビをつけ、いつもの夜の別荘のようにダラダラと過ごしました。

YouTubeで和田秀樹の言っていることが、古典医学パラダイムからすら外れて自分はHbA1c 8から9でコントロールしていると言っていますが、それでは内科の医者としていうけれど　あなたは80歳まで生きられないよと私自身の中で呟いていました。彼は東大に入るだけが目的の人で、東大に入ってから何も勉強しなかったんだろうなと思いました。医学部では残念ながら意識とは何か命とは何か魂とは何かなんて授業はないのです。彼は糖尿の勉強すらまともにしなかったのでしょうけど。HbA1c 8から9でコントロールしているなんて公言しているのです。それは、コントロールしているのではなく自分の食べる欲望をコントロールできないので、糖尿病がそこまで悪化しているのです。自分の無知を平気で晒すことを恥じない輩が尤もらしく情報発信しているのです。道徳的な頽廃が極まるこのような過度な自由は本当に素晴らしいことなのか考えてみる必要があると思います。

10時をすぎて、TBSを見ていると女性のコメンテーターがメンタルの弱い人に電気ショックをなんてことを平気で言っていて、思わずバカいうんじゃない。と叫んでしまいました。彼女の経歴を調べてみると、慶應大学の教授ではあるものの、地方の県立大学の出身だということでした。彼女は命とは何かを哲学的に本当に考えたことはあるのだろうか。大学のカリキュラムで、デカルトやカントについて勉強したことがあるのだろうか。正直にいうと偏差値ランキングを考えながら、そんなことが頭を掠めました。彼女は単に古典医学の言われていることを鸚鵡返しに言っているにすぎなくて、脳に電気ショックを実際にやるとその人にどんなことが起こるかということを全く知らないのに平気でこういう発言をしているのです。無責任極まりないし、古典医学の限界を知らないで考えることの恐ろしさを私自身も自覚しないといけないと思いました。

21時過ぎから、家から持ってきた、ご飯お茶碗に8分目とおかずを何種類かと、トーストとオカズパン半分と、煎餅の小袋を何種類か小袋に半分くらい食べました。

決して、満腹感までは食べずに腹8分目で抑えます。今日の食事のすべてです。

TBSのコメンテーターに悪態を着いているといつの間にか眠くなり、23時前には別荘の一階にある寝室に行き、横になるとあっという間に寝てしまいました。

これが、ラマダンダイエット3年目のある土曜日の日記です。

私が長々と、自分の私生活をここまで具体的に書いたのは、古典医学の主張が全く正しくないことをはっきりと、証明したかったからです。この日記をお読みになって、私の活動性が低いと思われる人はいないでしょう。むしろできれば私の生活のように元気に毎日を送れたらいいと思う人が多いのではないでしょうか。もしそうなりたいなら、ぜひ私のラマダンダイエットをフォローしてください。私がたっぷりと時間を使えるのは、朝食の時間もランチの時間も考えなくて良いからです。何を食べようか考える必要もないし、調理の時間も買い物の時間も外食の時間も必要ないのです。食後の眠気からも昼間の間は全く自由です。これがラマダンダイエットの本当のメリットなのです。

私は1人でもフォロワーを作るためにあえて、赤裸々に自分の私生活を記述した次第です。

希望の星　―タキオンという考え方―　過去は変えられる？

古典医学は科学主義に基づいていますので、因果律というものを最優先します。因果律というのは時間が一方向に進むという原則です。時間は過去から現在に、進んでいるのだから過去は絶対に変えられないという考え方です。光を超える速さを実現できないのだからそれが当たり前だという理論です。

でもこれも子供の頃読んだ百科事典での話ですが、タキオンという粒子があって、これは宇宙の創生以来光よりも早く運動しているという考え方があるということなんです。その場合タキオンに乗っていると光よりも早く動くから時間が逆光する。つまりタイムトラベルできるということですね。

これは御伽話のような話として微かに私の記憶に残っていたのですが、「意識の科学」を勉強していると、意識というものにも3次元的空間に加えて、時間軸というものもあり、生き物の中ではエントロピーは一方的に増加するのではなく、常に減少させようとしているから、その場合、時間は逆行することがあり得る。これがシントロピーであるという考え方があるということなんです。

ということは意識の中では過去は変えられるのです。人間の体は機械のように一方的に衰えていくのではないのです。常に、エントロピーを下げようと活動しているのです。これが生命の本質です。さらに、機械や「死の世界」では当てはまる物理法則に反して、意識の中で時間が逆行しうるのです。その仮説を受け入れれば、過去の嫌なことなど、意識の中で無かったことにできるということなのです。いつまでも過去のことにこだわっている必要はなくて、未来に向かって、新しい人生を生きることはいくらでも可能なのです。

この考えが本当に正しいかどうかはまだ証明されてはいません。でも私はその仮説を証明し、その仮説に基づいて、生きていきたいと思うのです。

どの仮説に基づいて生きていくかは個人の自由意志で決めればいいのです。少なくとも私は古典医学の人間を機械としてみるような仮説には与しないともう一度確認しておきます。

ネオメディシンからみた古典医学の評価

意識の科学を勉強しているうちに、物事を論理的に数学的に考える癖が復活してしまい、昔を思い出しながら、古典医学について考えてみると古典医学は20世紀科学主義の所産にすぎず必ずしも絶対の真理を表しているわけではないのだという結論に達しました。

ダイエットと医学の本質が結びつくとは思いもよらなかったのですが現在の医学は、医療関連産業のバイアスで作られたものですから物事の本質を見ようとせず対症療法で表面的な数値が改善すればそれでよしとする体系で出来上がっているのです。

神戸大文学部の先輩から言われた、「山田君は頑張って、対症療法ではない本当の医学を極めてくれ」と言われた答えらしきものがなんとか見つかってきたのではないかと今は思っています。つまり、神戸アポリアの最終解が見つかったと言えるのかもしれません。神戸アポリアの最終解は、「病気と言われているもののほとんどすべてが食べ過ぎることにより起こっているのだ」というとても単純な、解答です。でも真理というものはシンプルなものです。この答えは論理的に演繹的に導いた答えです。シチリア島での体験にインスパイアされて出てきた答えでもあります。神戸アポリアの解答はシチリア島で見つかったのです。

意識の科学学会でのアンケート結果

この本は本当は2023年5月末にシチリア島タオルミーナであった意識の科学学会での知見を詳しく説明して意識とは何かということをわかりやすく解説するために書き始めたつもりだったのですが、まだまだ私の力不足でそこまでは至れません。

一つだけ意識の科学学会の知見を紹介して、この本を終えることにします。

意識とは何か。それを常に考えている、数学者や物理学者や哲学者や医者や心理学者の集まりである意識の科学学会の参加者でアンケートをとり意識の理論のどれを信奉していますかという項目について、丸を付けてもらいました。

18項目のうちどれを選ぶかというものです。

結果は下記のようなものです。一つの理論について知るだけでも大変な労力がかかるでしょう。ましてそのうちのどれを選択するか或いは自分独自の考えを作り出せるか本当に悩ましいところです。

ただ、いつか私自身もその結論を得たいと思っています。

第7章で付録2として、それぞれの理論がどういう理論であるかということを私なりに2~3行で纏めてみました。興味のある方はもっともっと深く深く勉強していただくきっかけになればいいと思います。

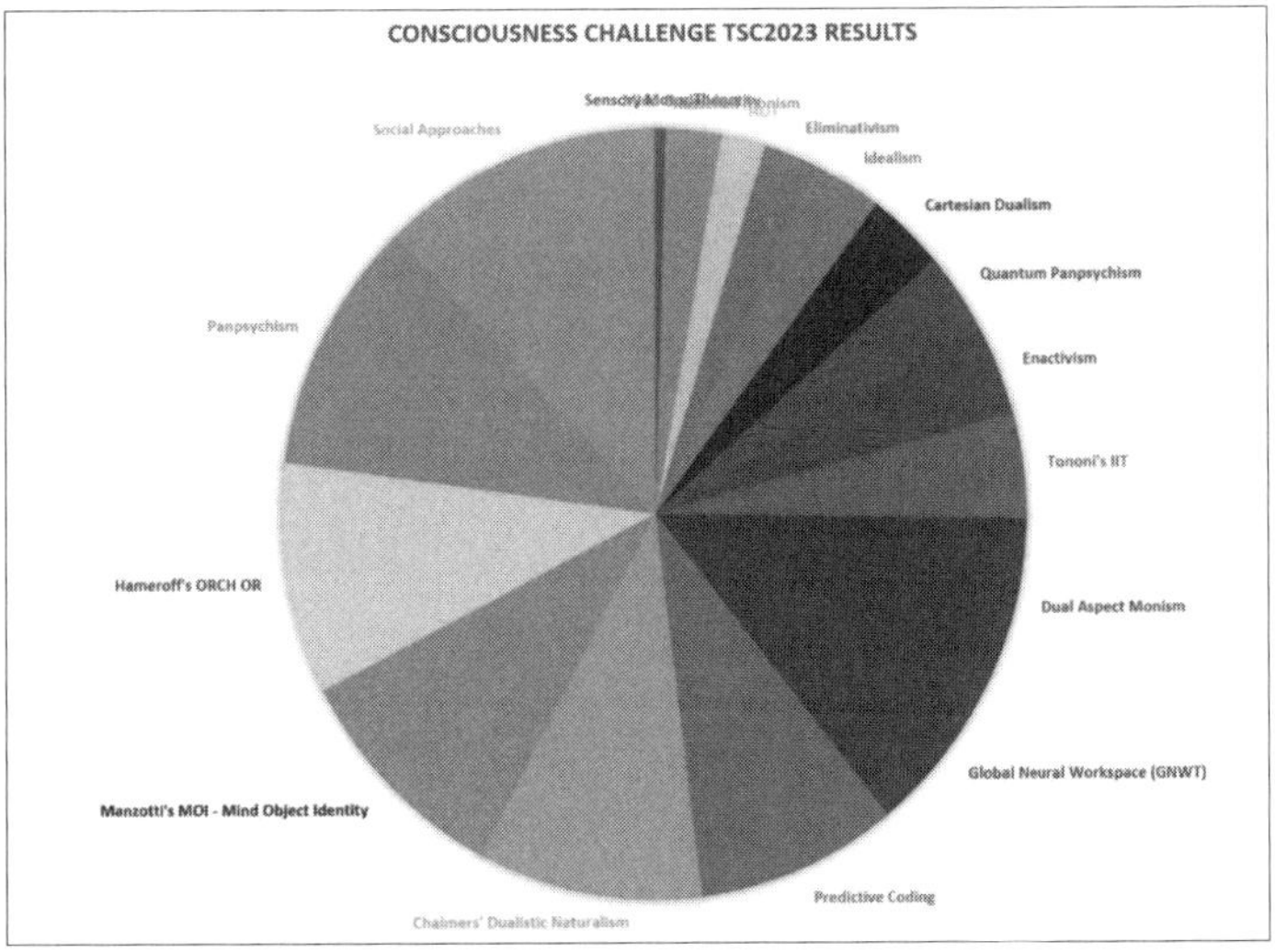

過去は変えられる
—PTSDなんて存在する筈がない—

最後まで読んでいただきありがとうございました。最初に約束した最後まで読むといいことが書いてあるという内容をもう一度書いておきます。

それはネオメディシン、意識の科学、タキオンそういうものを合わせて考えると、過去は固く決して変えられないものではなく意識の働きによって変えてしまえるというメッセージです。このことを知るだけでもとても心が軽くなると思うのです。

これはある意味仮説に過ぎませんが、まだ研究は緒に着いたばかりです。私自身この仮説に基づいて、これからの

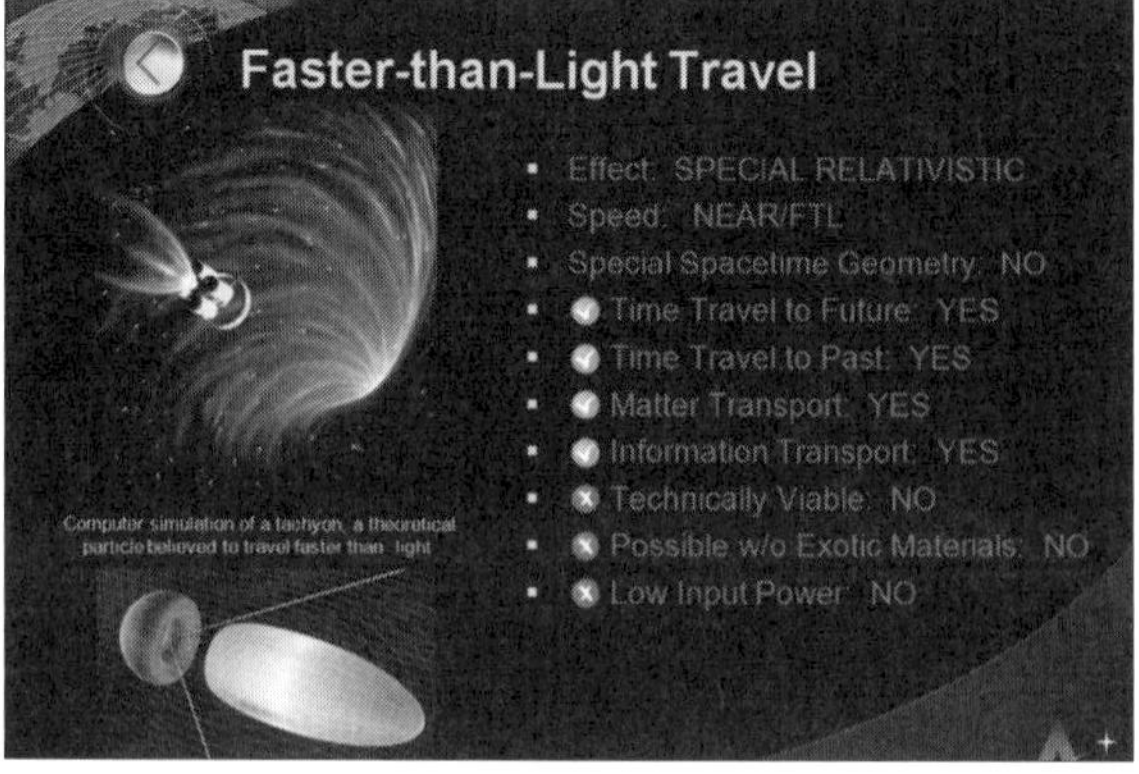

https://www.andersoninstitute.com/faster-than-light-travel.html

人生を送ろうと思っています。

21世紀の最新の知見を総合すれば、この仮説は必ずしも荒唐無稽なものではないのです。

最高の学問を総合したネオメディシンの考え方に基づき1人でも多くの人が、平気で150歳まで元気で幸せな生活が送れる日が来ることを願って、筆を置くことにします。

第7章　付録

付録1　古典医学とネオメディシンの対照表

	古典医学	ネオメディシン
病気	概念として存在している。一旦診断されると一生その病気がついてまわる。神が与えた試練。戦うべき相手	生きるのに不都合な苦しみが起こっても原因を調べて、解決できる。生きていく上で、体に不都合なことが起こるのは当然。でも原因があるから、それを取り除けば元気でいられる。
病名	一旦ある病名と診断されるとその人は一生その病気の人である。唯名論。	不快な症状が起こっても1人1人対処法が違う。病名に収斂させる必要はない。

科学	永遠普遍の真理を追求するものである。科学的に正しいとされたことについて、素人が異論を挟むことはできない。	科学とは16世紀の偉大な学者であるガリレオやニュートンが確立したものである。観測できる理想の空間や粒子を夢想して確立された。死の世界では正しいかもしれないが生物には当てはまらないこともあり得る。
エントロピー	科学的にはエントロピーは増大する。生き物も宇宙の一部である。すなわち神羅万象世界中で適応される科学法則である熱力学の第2法則が成立し、人体の中でもエントロピーは増大する。	生命の本質とは物資を秩序づけていくことにある。生き物の中ではエントロピーは減少させせようとする力が働いている。これがまさに生命力である。
食物	人間の体にはエネルギーが必要である。従って毎日エネルギー補給のために3食規則正しく食べることが必要である。車で言えばガソリンを補給するようなものでガス欠を避けるためにも常に補給する必要がある。	生命力とはエントロピーを減少させていく力である。エントロピーを減少させるために、他の生物のエントロピーの低い状態を摂取しないといけない。命を繋ぐということでもある。
意識	脳の働きから生まれるものである。	脳の働きだけから生まれてくるものではない。少なくとも肝臓が胆汁を分泌するように脳が意識を分泌するわけではない。

治療	適切な診断をして、早期に治療を行うべきである。投薬、手術等を行う。早期診断早期治療	体や気持ちの不調は何が原因かを究明しその原因を取り除く。ほとんどの場合ラマダンダイエットが奏功する。
確率論 演繹法	たくさんの症例を集めてその傾向に従い治療方針を決定(統計学)	論理的に正しい健康法を常に追求(演繹法)
コスト	健診、投薬、手術。それなりの費用が必要。それは医学の進歩と共にどんどん増大	ラマダンダイエット、コストゼロむしろ2食分節約になる。
病気はいつなるか	ドッグ等で発見されてそれから治療開始。	若いうちから、ラマダンダイエットしていれば病気にはならない。
予想寿命	せいぜい最高100歳。	最低でも150歳。うまくいけば200歳。
死後はどうなるか (唯物論)	死んでしまえばすべては終わり。	意識や魂は永遠に残り輪廻転生するかもしれない。(意識や魂の再発見)
誰の為の医学	製薬会社、医療関連産業の影響を強く受けたパラダイム	論理的に、患者に一番いいことを考えるパラダイム
予想される医療費	高齢化、薬の高額化等で経済成長率を超えて増加	ネオメディシンが広がれば劇的に医療費は減少。健康保険料も劇的に減ることが予想される。

骨相学	そういうものは人権侵害	顔つきの脂肪のつき具合で病気がわかるかもしれない。脂肪相学
運転方法	カーブの切り方は最善のハンドルポジションがある(科学主義)	最善のポジションはない。フラクタル運転で狭い駐車場も楽々。
薬	病気と戦うため、絶対必要なものである。慢性疾患の人は継続内服が必須	体の中のある種の物質をブロックする作用のような薬はやめた方がいい。自然のままの体が一番いい筈。無駄な欲望を最大限抑える努力が大切。
アルツハイマー病	βアミロイドが脳に沈着して起こる病気。エーザイが新薬を作ったので今後は治療可能になるだろう。	アミロイドが貯まるのは食べ過ぎと睡眠不足が原因。不摂生を避ければ予防可能。新薬なんて例によって副作用が大き過ぎ効果もほとんど期待できない。
糖質制限	糖質制限で、ダイエットや糖尿コントロールが可能になる。ケトン体の「名医」も保証してくれている。	食べるという行為の中で、糖質を制限したところで他の食べ物でインスリンは分泌される。食べるという行為を一日一回にするのが肝要。一回食べるだけなら、糖質制限は必要なし

脂肪吸引	とても安全な施術です。痩せたいところを取り除く。とても合理的な方法です。脂肪は皮膚のすぐ下の浅いところにあるため深い部位を傷つける心配はありません。	皮下脂肪は自分がどれだけ食べたかの結果なので、食べなければいいだけの話である。それを外科的に取り除くというのは神をも恐れぬ人の浅知恵。
SDGS	持続可能な社会の実現のために様々な問題について考えていかなければならない。（かなり他人事）	一番無駄なエネルギー消費は食べる欲望に任せてできた自らの皮下脂肪である。目標達成のためには自らの食の欲望を制御することが肝要である。
患者の数	新しく発見される病気によって、患者数は自然に増えていく。難病指定される病気は増加の一途を辿っている。薬や医療技術の進歩を使って医者として新たな難病と闘っていかなければならない。	医者の役割は患者の数を減らすことである。21世紀の知見によればほとんどの病気は食べ過ぎが原因である。患者さんの数を減らすためには食べる欲望のコントロールを指導することが喫緊の課題である。
生きづらさ	発達障害の一つの症状。投薬して治療しないといけない。	生きていくのに大変さがあるのはあたり前。万人にあることである。取り立てて騒ぐのではなく日々頑張ることが肝要。必ず道は開ける。

付録2　タオルミーナ意識の科学会での意識とは何かについてのアンケート結果

What is consciousness ranking in Taormina Conference

1	**social approach** 社会には集団心理というものがある。一人一人の意識の集積でそれぞれの社会には社会心理というものが存在している。国家意識とか階級意識などである。カール マルクスは次のように言っている。ある社会に生きている人間は、彼の意思とは関係なくその社会に特有の意識を共有するようになる。社会意識は経済の発達段階により、様々な段階がある。 https://en.wikipedia.org/wiki/Social_consciousness
2	**panpsychism** 現実社会の存在しているすべての事物にはマインドが宿っている。非常に古くからある考え方である。この考えの主張は古来多くの哲学者によってなされている。タースレ、プラトン、スピノザ、ライプニッツ、ウイリアムジェームス、ホワイトヘッド、バートランド ラッセル、ガレン ストローソン等によって主張されているのである。 https://en.wikipedia.org/wiki/Panpsychism

3	**Hameroff's ORCH OR** 意識というのはニューロンの関係で発生してくるものではなく神経細胞の中の量子レベルのある種の運動やエネルギーから発生してくるものである。ロジャー ペンローズやスチュワート ハーマオフ等が提唱した理論である。 https://en.wikipedia.org/wiki/Orchestrated_objective_reduction
4	**Manzottl's MOI-Mind Object Identity** ある人のある事物に対する体験はまさにその事物そのものを体験しているのである。というとても直線的な理論。物理主義、自然主義とも言えるかもしれない。 https://eagle.sbs.arizona.edu/sc/report_poster_detail.php?abs=3736
5	**Chalmer's Dualistic Naturalism** ある人の主観的体験はその人の観察する事物から自然に湧き上がって出てくるものではない。物理的な事物そのものと、ある人の体験には何かしらズレがある。このズレについての何等かの法則があるには違いない。この事の解明はhard problem の解明につながる。 別の言い方をすれば、ある人と全く同じ組成の脳を構築したとしても、original の脳と作られた脳から同じ考えが出てくるわけではない。その人の考え方には必ず何かしらの魂が宿っていることは自明である。 https://philosophy.stackexchange.com/questions/68143/what-is-david-chalmers-naturalistic-dualism https://en.wikipedia.org/wiki/David_Chalmers#Philosophical_work

6	Predictive Coding 神経科学的な考え方で、脳は常に環境から受ける情報をある種のメンタルモデルに作り変えて、判断を行なっていく。機械学習のモデルにもなる考え方である。１８６０年ヘルムホルツが提唱していた。 https://en.wikipedia.org/wiki/Predictive_coding
7	Global Neural Workspace（GNWT） 意識の世界を劇場に見立てる考え方。１９８８年　ベルナールバースが提唱。脳をコンピューターのシミュレーションで研究する際に使われる理論。 https://en.wikipedia.org/wiki/Global_workspace_theory
8	Dual Aspect Monism メンタル的な事実と物理的事実は一つの事物の二つの現れ方であるという捉え方。偉大な心理学者であるユングと量子力学者であるパウリのJung-Pauri conjunctureが有名。 https://en.wikipedia.org/wiki/Double-aspect_theory
9	Tononl's IIT Integrated information theory の略である。ある脳の状態がある意識を生み出しているという考え方である。 https://arxiv.org/abs/2212.14787
10	Enactivism 認知というものは在る有機体と環境のダイナミックな関わりから出現しているいう考え方。 https://www.sciencedirect.com/topics/neuroscience/enactivism

11	**Quantum Panpsychism** 量子力学は、様々な現実の説明にとても有用である。従来の物理主義では説明できないことを明快に説明できる理論である。意識の問題について、量子力学的視点とすべての事物にはマインド的なものがあるとするpanpsychismによって説明できるとする考え方。 https://academiccommons.columbia.edu/doi/10.7916/d8-153r-0k14
12	**Castesian Dualism** デカルト的二元論。我思う故に我あり。事物と精神は別物として存在している。 https://dictionary.apa.org/cartesian-dualism
13	**Idealism** 観念論。形而上学的観念論。ギリシャ時代から主張されている。観念が事物よりも高い次元に存在しているというような考え。プラトンのイデアの世界。ヒンズー教、仏教などでも同様の考えが見られる。啓蒙主義以降の西欧ではバークレー、カント、ショーペンハウエル等により継承される。 https://en.wikipedia.org/wiki/Idealism
14	**Eliminativism** 我々がマインドだと思い込んでいるものは本当に存在しているわけではなく、単なる思い込みであって、そういうものは自然の中では実際には存在していないのだという考え方。 https://en.wikipedia.org/wiki/Eliminative_materialism

15	HOT（higher order theory） 意識には様々な段階があるという考え方。まず無意識と意識という段階がある。意識があるという時の低いレベルの単なる意識と、意図的に何かを考えるという高いレベルの意識がある。また、生き物の意識と人間の意識ともその段階に高低があるという考え方。 https://plato.stanford.edu/entries/consciousness-higher/
16	Russelian Monism ある意識の状態は脳のある状態によって規定されているだろうという考え方。ラッセルが提唱した。 https://plato.stanford.edu/entries/russellian-monism/
17	Mind Brain Identity Theory（MBI） マインドの状態と脳の状態は一対一で対応しているだろうという考え方。 https://plato.stanford.edu/entries/mind-identity/
18	Sensory Motor theories ある意識が起こってきているということは何かの感覚で起こってきているのだろういう考え方。 http://www.scholarpedia.org/article/Sensorimotor_theory_of_consciousness

後書き

実はこの本は約1週間で書き上げました。改めて読み直して見ましたが、古典医学にはない新しいネオメディシンの概要は何となく提示できているのではないかと思います。

ネオメディシンの公理は、「できるだけインスリンの出る時間を作らないために1日に一回しか食べない」というものですが、これは人類進化200万年の歴史に基づくものでもあります。飢餓状態がデフォルトで進化したヒトの体に食の欲望に任せて、無闇に負荷をかけてはいけないという考え方です。

物事を論理的、演繹的に考えた結果です。

この原則を実践すれば、ほとんどの病気にはならないし、もちろんダイエットも実現できます。

ネオメディシンが提唱するたった一つの正しいダイエットの方法が皆さんに正しく伝わることを期待しています。

仏教では生老病死の4つが人間の4つの苦しみだと説かれています。四苦八苦の四苦です。でもこのネオメディシンを実践すれば、この四つの苦しみが嘘のように消えてしまうのです。ネオメディシンのラマダンダイエットを実践すれば、老いることも病気になることもそれほど気にせずに済むのです。古典医学のようにさまざまな現象に病名をつけ、そうなりたくないなら薬を飲めというような恫喝的な考え方に怯える必要はなくなるのです。

毎日軽やかに生きていけるので、生きること自体が苦しみだとは思わなくなります。

あとは死について考えることは確かに苦しいですが、「意識の科学」では心や魂を大事にしますから、肉体がなくなってもそれですべてが終わりだと考えなくていいとすると、かなり心が軽くなるのではないでしょうか。

仏教といってもせいぜい2000年か3000年の考え方ですから人類の進化200万年を考えたら、ほんの短い時間とも言えます。あらゆる宗教もせいぜい5000年程度の歴史ですから。

2万年前の農業革命以来、食べることは幸せに結びついていますが、だから生老病死という苦しみが出てきたと言えるのかもしれません。

最新の知見に基づき論理的に正しい方法を考えるネオメディシンの考え方にたてば仏教が唱えた生老病死という苦しみもすべてなくすることができるとも言えます。これは闘って勝つのではなく、受け流してしまうという感じかもしれません。

私の提唱するネオメディシンの考えに触れ、実践できた人は幸せで前向きな人生が送れるだろうと確信しています。

フェルマーの最終定理の証明には330年かかりましたが、神戸アポリアの解決は44年くらいですみました。私は、古典医学の臨床医として受けた報酬の恩返しに、ネオメディシンを提唱し、一人でも多くの人が幸せで健康な人生を送って欲しいと思っています。ネオメディシンという考え方が常識になる日が来ることを祈念しながら私自身は次の本の構想にとりかかることに致します。

最後に一句浮かんだので、皆さんにプレゼントします。この一句を思い出しながらラマダンダイエットを実践してください。

ご馳走は　実は老化の一里塚　美味しくもあり美味しくもなし

参考図書

この本の記述は主に下記の本からインスパイアされてできたものです。

全て洋書ですが、ほとんどの本は前著の出版から1年少しの間に読破したものです。

読者の皆様が、「意識の科学」やネオメディシンを本格的に勉強しようと思われた時の参考にしていただければ幸いです。

著者のファミリーネームのabc順で参考図書を並べています。

たまたまですが、全部で100冊になりました。どの一冊を読んでも今まで聞いたこともないような新しい考え方に触れることができ皆さんの人生観が変わるかもしれません。

一部の本には私なりにその本の解説をつけています。参考になれば幸いです。

参考図書

There's something about Mary　Essays on Phenomenal Consciousness and Frank Jackson's Knowledge Argument. The MIT Press 2004

白黒世界のメアリーについての論考です。

Evolutionary Developmental Biology Hardcover – Illustrated, September 30, 1998

今一番ホットな進化論的発生学的生物学の本です。かなり高価な本です。

Ackerman, Jennifer The Bird Way　Penguin Books; First Edition (May 4, 2021)

鳥の行動についての著作です。Evolutionary developmental biologyの視点から書かれています。

Appelton-Weber, Sarah　The Human Phenomenon　Sussex Academic Press; 2 nd edition (July 1, 2003)

Asvaghosa　The Awakening of Faith: The Classic Exposition of Mahayana Buddhism

Dover Publications; Dover Ed edition (November 21, 2003)

鈴木大拙による大乗起信論の英訳本。

Baudrillard, Jean. Simulacra and Simulation (The Body, In Theory: Histories Of Cultural Materialism)

University of Michigan Press; 33601st editionDecember 22, 1994

ジャン ボードリヤール。「消費社会の神話と構造」という本も参考にしてください。

Biswas, Dona, Dr. The quantum psychiatrist Vital Mind 2020

Bogdanov, Alexander　The Philophy of living experience Haymarket Books 2016

ロシア共産党でトロツキーのライバルであった医師が書いた哲学書です。

Bohr, Niels Atomic Theory and the Description of Nature Paperback –Hassell Street Press

September 10, 2021

Burnett, Dean Psycho-Logical Guardian Faber Publishing; Main Edition (Feburuary 4, 2021)

Carruthers, Peter Phenomenal consciousness Cambridge University Press 2003

Chalmers, David The conscious Mind in Search of a Fundamental Theory Oxford University Press 1996

Chalmers, David Philosophy of Mind: Classical and Contemporary Readings 2nd Edition Oxford University Press; 2nd edition (January 20, 2021)

Chalmers, David Reality + virtual worlds and the problems of philosophy W.W.Norton & Company 2022

デイビッドチャルマーズの著作です。どの一冊も大変複雑で難解で深淵な議論に満ちています。一冊でも読めば、世界観が変わるかもしれません。

Christofferson, Travis Ketones, The Fourth Fuel: Warburg to Krebs to Veech, the 250 Year Journey to Find the Fountain of Youth. Independently published – August 13, 2020

ケトン体についての本です。本当はケトン体は体の中でどのような働きをしていて、それが如何に寿命と関係しているか。とても興味深い本です。

Clegg, Brian Dark Matter & Dark Energy Icon Books (November 12, 2019)

Corpo , Ulysse Di. Origin of life, evolution and consciousness in the light of the law of sintropy Antonella Vannini 2011

シントロピーという考え方についての本です。意識の中では過去は変えられるのです。

Crane, Charles The ultimate Quantum Book 2021

Damasio, Antonio Descartes' Error: Emotion, Reason, and the Human Brain Putnam Paperback – Illustrated, September 27, 2005

アントン ダマショーのデカルトの間違いという著作です。日本語訳も出ているので読まれた方も多いと思います。

Damasio, Antonio. Feeling and Knowing: Making Minds Conscious Paperback –. Robinson March 9, 2023

Dartnell Lewis Origins how the earth shaped human history　Vintage (January 30 2020)

Darwin, Charles On the Origin of Species (Macmillan Collector's Library)

Reissue edition (February 7, 2017)

Dawkins, Richard The Selfish Gene (Oxford Landmark Science) Oxford

Pr; Anniversary edition (August 1, 2016)

Davies, James Sedated　Atlantic Books; Main edition (March 3, 2023)

Dennet, Daniel C. Darwin's Dangerous Idea Penguin Scinence / Philosophy 1995

「ダーウインの進化論は本当に正しいのか。」意識の科学の大家、ダニエル デネの著作です。

Dennet, Daniel C. From Bacteria to Bach and Back: The Evolution of Minds. W.W. Norton; First Edition (January 1, 2017)

Dennet, Daniel C. Freedom Evolves Hardcover. Viking Adult; First Edition (February 10, 2003)

Doublet, Serge　Ph.D　The Stress Myth Sciencehumanitypress 2023

Eagleman, David The Brain the story of you　Vintagebooks 2015

Easwaran, Eknath The Upanishads, 2nd Edition Nilgiri Press; 2nd edition (January 1, 2007)

ウパニシャド哲学の本です。

Eccle, John C. The Human Mystery Hardcover. Springer International; First Edition (January 1, 1978)

Eccle, Jhon C. How the SELF Controls Its BRAIN Softcover reprint of the original 1st ed. Springer; Softcover reprint of the original 1st ed. 1994 edition (April 9, 2012)

Edelman, Gerald Second Nature: Brain Science and Human Knowledge Yale University Press; 1st edition (October 24, 2006)

Ellis, George Solms, Mark Beyond Evolutionary Psychology Cambridge University Press (January 26,2018)

Feynman, Richard P. Surely You're Joking, Mr Feynman W.W. Norton 1985

「ご冗談でしょファインマンさん」という翻訳書が出ています。

Foucault Michel The Birth of the Clinic: An Archaeology of Medical Perception

Vintage; Reprint edition (March 29, 1994). 臨床医学の誕生　ミッシェル フーコー

Fung, Jason, MD The Obesity Code Greystone Books 2016

Fung, Jason MD with Moore, Jimmy The Complete Guide to Fasting Victory Belt Publishing (October 18, 2016)

Fung, Jason, Dr The Diabetes Code Greystone Books 2018

Fung, Jason, Dr The Cancer Code Harper Wave. 2020

Fung博士は肥満や糖尿病や癌についての最新の捉え方を分かりやすく解説してくれています。

Grill-Peterse, Melissa, Dr. Code of Longevity Transcendent Publishing (December 6, 2020)

長生きの条件とは何か興味のある人はお読みください。

Godfrey-Smith, Peter Other Minds Farrar, Strus and Giroux; Reprint edition (October 17, 2017)

Gould Stephen Jay Time's arrow Time's cycle Harvard University Press 1987

時は流れ時は巡る。輪廻転生に繋がるかもしれないことを指摘した本です。

Gribbin, John and Mary On the Origin of Evolution Williamcollinsbooks 2021

Hahn, Patric, Dr Prescription for Sorrow Samizdat Health Writer's Co-Operative Inc. (November 30, 2020)

Hofsttadter, Douglas R. Gödel, Escher, Bach Basic Books 1979

ゲーデル エッシャー バッハ 訳書も出ています。数学の知識がないと手強いかもしれません。

Horwitz, Laurence P. Relativistic Quantum Mechanics Fundamental Theories of Physics Published: 22nd August 2015

Huffman, William. Robert Fludd: Essential Readings (Western Esoteric Masters) – North Atlantic Books September 24, 2001

Hume David A Treatise of human nature Dover Publications; New edition (November 17, 2003)

18世紀スコットランド生まれの哲学者。岩波文庫 人性論 が翻訳されている。

Jackson Frank　　Mind, Method and Conditionals (International Library of Philosophy)

Routledge; 1st edition (October 12, 2015)

Jung, C.G. Synchronicity: An Acausal Connecting Principle. Princeton University Press; Revised edition (November 14, 2010)

Jung, C.G. , Pauri, Wolfgang Atom and Archetype: The Pauli / Jung Letters, 1932-1958 - Updated Edition Paperback – Abridged, July 21,

ユングとパウリの共著。意識の問題は心理学者や精神科医も量子力学的に考えるべきであるというようなメッセージを私はこの本から感じました。

Kaku, Michio

Anchor (March 29, 2022)

Kant Immanuel The Critique of pure reason Classic Wisdom Reprint (April 10, 2019)

Kant Immanuel Critique of practical reason Cambridge University Press; 2nd edition (January 29, 2015)

18世紀ドイツの哲学者。カントの「純粋理性批判」「実践理性批判」

Kripke, Saul A. Naming and Necessity Harvard University Press; Second Printing edition (July 26, 1980)

Lanier, Jardon　Dawn of the New Everything　PICADOR. 2017

Levy, Bernard Henri The virus in the age of madness Yale University Press (July 28, 2020)

Lustig, Robert H, MD, MSL.　Metabolical.　Harper Wave 2021

本当の食物の代謝について勉強したい人は是非読むべき本です。

Macdonald, Cynthia and Macdonald Graham Emergence in Mind Oxford University Press

Nagel, Thomas The View from Nowhere Revised ed. Oxford University Press; Revised ed. edition (February 9, 1989)

Nagel, Thomas The last word Oxford University Press; 1st edition (November 1, 2001)

Nagel, Thomas　Mind and cosmos why the materialist neo-Darsinian conception of nature is almost certainly false　Oxford University Press; First Edition (September 26, 2012)

「唯物論者や新ダーウイン主義者の考えによる現実認識がなぜ殆ど間違っているのか」という題名の本です。この方も意識の科学の大立者の一人です。

Penrose, Roger Shadows of the mind Vintage Books (October 3, 1995)

Penrose, Roger　The Road to Reality a complete guide to the Universe Vintage Books 2004

Penrose, Roger　What Came Before the Big Bang Cycles of Time Vintage Books 2010

Penrose, Roger　Cycles of Time: An Extraordinary New View of the Universe Paperback – Illustrated,

Vintage; Illustrated edition. May 1, 2012

Penrose, Roger The Emperor's New Mind. Oxford University Press, Revised Edition (July 1, 2016)

ロジャー ペンローズの著作。宇宙や世界についての見方が学べます。

Pinker, Steven Enlightenment Now: The Case for Reason, Science, Humanism, and Progress

Penguin (January 3, 2019)

Pinker, Steven Rationality: What It Is, Why It Seems Scarce, Why It Matters

Viking (September 28, 2021)

Putnam, Hilary Reason, Truth and History Cambridge University Press 1981

Rose, Nikolas Our Psychiatric Future Policy; 1 st edition (November 28, 2018)

Ross, Colin A and Pam, Alvin Pseudoscience in Biological Psychiatry Wiley-Interscience 1995

Rovelli, Carlo Helgoland

Rush, John A. Stress and emotional health Auburn House 1999

Rush, John A Jesus, Mushrums, and the Origin of Christianity Atlantic Books 2011

Rush, John A. What Darwin and Dawkins DIDN'T KNOW Independently published (July 29, 2020)

Rush, John A. Endocellular Selection EVOLUTION WITHOUT DARWIN Amazon 2021

Rush, John A. Cat Tales Origins, Interactions and Domesitication of Felis cactus Amazon 2021

Rush, John A Endocellular Selection Evolution Without Darwin Independently published (September 29 2021)

Rush 博士は臨床人類学という学問を提唱しています。人の感情から猫の気持ち、キリスト教の歴史まで幅広い知的関心で様々なテーマについて、論理的に記述されています。どの本もとても知的なワクワク感の高まる著作です。

Russel, Bertrand The Conquest of Happiness Live right 1930

バートランド ラッセル。幸せとは何か。

Savary, Louis M. Teilhard de Chardin(t) : The Human Phenomenon Explained (June 2, 2020)

Schneider, Susan and Velmans, Max The Blackwell Companion to Consciousness Wiley Blackwell 2017

Schopenhauer Arthur The world will and representation Dover Publications; Revised edition (June 1, 1966)

ショーパンハウエル　意志と表象の世界

Schroginger, Erwin　What is Life?　Cambridge University Press 1944

Schroginger, Erwin　Nature and the Greeks' and 'Science and Humanism Cambridge University Press; Reissue edition (December 15, 2014)

量子力学者シュレージンジャー博士の書いた生命とは何かという本は必読の書であると言えるとおもいます。

Seager, William Natural Fabrications Springer 2012

Searle, Jhon R The Rediscovery of the Mind The MIT Press 1992

Searle,Jhon R　Mind : a brief Introduction Oxford University Press; Illustrated edition (July 28, 2005)

Searle, Jhon R Philosophy in a New Century: Selected Essays. Cambridge University Press; 1st edition (December 29, 2008)

サール博士も「意識の科学」の大立者です。

Serbian David Panpsychism in the West The MIT Press 2017

パンサイキズムという考えが特に怪しいというわけではないということがこの本を読めがわかると思います。

Seyfried, Thomas Dr Summary of Cancer as a metabolic disease CPSIA 2018

癌は遺伝子の異常でなる神から与えられた試練ではなく、代謝疾患なのです。

Shanghai, Catherine, M.D. Deep Nutrition Flatiron Books ; Reprint edition (May 29. 2018)

Siribina David How St.Paul's Cabal Fooled the world for two thousand years　Creative Fire Press (January 18, 2019)

キリスト教の聖人パウロの陰謀が2000年世界を白痴化したというような話は過激だけど真実に近づける本だとも言えます。

Tabes, Gary Good Calories, Bad Calories. Anchor Books 2007

いいカロリーと悪いカロリー。食べ物はカロリーだけで決められるものではないのです。

Valera,Francisco Sleeping, Dreaming, and Dying: An Exploration of Consciousness Wisdom Publications; Later Printing edition Paperback – May 1, 2002

Vannini, Antonella A Syntropic Model of Consciousness Independently published (March 14, 2017)

意識について、シントロピー的立場から書かれた本です。過去は意識の中では変えられる。

Wiener Nobert The Human Use Of Human Beings　Da Capo Press; New edition (March 22, 1988)

サイバネティクスの提唱者、ウイナーが論じた人間機械論

Wright, Robert Why Buddidm is True. Simon & Schuster ; Reprint edition (May 8, 2018)

仏教はなぜ正しいか。「仏教徒」であるはずの日本人はどこまで仏教を知っているでしょうか。

岩波講座　精神の科学6 ライフスタイル

宇井伯寿訳　大乗起信論　岩波文庫

ベック著　仏教　岩波文庫

エルヴェ ボーシュヌ著　精神病理学の歴史　精神医学の大いなる流れ　星和書店

青木厚(医学博士)著　「空腹」こそ最強のクスリ　アスコム

飯田真・中井久夫著　天才の精神病理　岩波現代文庫

池谷敏郎著　体脂肪率10%の名医が教える内臓脂肪　東洋経済新聞社

池谷俊郎著　心臓セルフメンテ　エパブリック

石原結實著　食べない健康法　東洋経済新聞社

岩瀬利郎著　発達障害の人が見ている世界　アスコム

岩波明著　発達障害　文春新書

江部康二著　糖質制限の大百科　宝島社

大熊一夫著　ルポ　精神病棟　朝日文庫

尾形哲著　肝臓から脂肪を落とす7日間実践レシピ

加藤進昌・神庭重信・笠井清登著
TEXT精神医学 改訂4版 Tankobon Hardcover　南山堂

加藤忠史著　うつ病の脳科学　幻冬社新書

加藤忠史著　双極性障害　第2版　ちくま新書

加藤忠史・林(高木)朗子著
「心の病」の脳科学　なぜ生じるのかどうすれば治るのか　講談社

神田橋條治・兼本浩祐・熊本徹夫著
精神科薬物療法を語ろう　精神科医からみた官能評価

木村敏著　分裂病の現象学　ちくま学芸文庫

木村敏著　以上の構造　講談社学術文庫

京都大学病院糖尿病栄養科が薦める糖尿病のおいしい献立　西東社

栗原毅監修　血糖値　ヘモグロビンA1cが下がる食事法

国立国際医療センター病院　一生役立つ糖尿病レシピ410　西東社

後藤基行著　日本の精神科入院の歴史構造　社会防衛　治療　社会福祉　東大出版会

佐々木淳著　年を取ったら食べなさい　飛鳥新社

順天堂大学医学部附属順天堂医院が教える毎日美味しい糖尿病レシピ420　Gakkeh

参考図書

臺弘著　精神医学の思想
臺弘著　「新樹会」創造出版；(October 20, 2006)

立花隆著　エーゲ　永遠回帰の海　ちくま文庫

中井久夫著　分裂病と人類　UP選書

中井久夫著　統合失調症をたどる　ラグーナ出版

中井久夫著　精神科治療の覚書　日本評論社

中井久夫著　「新版」　精神科治療の覚書

中井久夫著　記憶の肖像　みすず書房

中井久夫著　戦争と平和　ある観察　人文書院

中井久夫著　「つながり」の精神病理　ちくま学芸文庫

中井久夫著　精神科医がものを書くとき　ちくま学芸文庫

中井久夫　「精神科治療学」掲載著作集　臨床医の眼差し　星和書店

中井久夫　編　分裂病の精神病理　8東大出版会

西多昌規著　自分の「異常性」に気づかない人たち

野村総一郎著　精神科にできること　脳の医学　心の治療
講談社現代新書

野村総一郎著　名医が教えるうつ病治療大全　講談社

野村総一郎著　"I Just Called To Say I Suffer" Spirit of the medicine
PHP新書

普遊舎ムック　血糖値を下げるお得意技ベストセレクション

前田浩著　ウイルスにもガンにも野菜スープの力　幻冬社

松村秀樹著　容赦なく長生き　フォレスト出版

宮田充樹著　医学的に正しいダイエット　アスコム

村井弦斎著　食道楽　岩波文庫

村井俊哉著　統合失調症　岩波新書

森田正馬　神経質の本体と療法　白揚社

保江邦夫・治部眞理著　脳と心の量子論　講談社

山田博規著　あなたはうつではありません　ベスト新書

山田博規著　メンタルクリニックに行くのはやめよう　日本橋出版

山田博規著　現役内科医が自分の体で実験した老化防止ダイエット　日本橋出版

吉村園子著　マインドフルネスダイエット

和田秀樹著　70歳からの老けない生き方　リベラル社

和田秀樹著　60歳からはやりたい放題　扶桑社新書

和田秀樹著　80歳の壁　幻冬社新書

山田博規（やまだ・ひろき）
1959年1月29日生まれ
1984年 神戸大学 医学部卒業
1985年 住友病院 内科
1991年 医学博士
2001年 医療法人 善仁会理事 大橋クリニック院長
2012年 日本医師会認定産業医
2013年 労働衛生コンサルタント
2016年 医療法人 清樹会 理事長
2020年 六本木クリニック院長
2013年以来、出光興産千葉事業所、フィリップスジャパン、布団の西川、ロイヤルホームセンター橋本支店、岩崎通信機、オートバックス、フーズシステム、三菱電機ライフネットワーク横浜支店、アマゾン青梅フルフィルメントセンターなど、様々な大企業の産業医を経験。現在の、メンタル対策への疑問を常に感じ続けている。
メンタル対策への疑問について、2冊の本を2018年、2020年に出版。またデビッドA シンクレア著「ライフ スパン」を読んだことをきっかけに自身でも老化防止ダイエットを開始。その体験談を2022年に出版した。一方、2022年「意識の科学」を知る。
以来、意識の科学の研究を始める。この研究の先には確実に人類にとっての新たな知的沃野が広がっていると確信している。

さらば古典医学　さぁ始めよう21世紀の科学式ラマダンダイエット

2023年11月16日　　第1刷発行

著　者――― 山田博規
発　行――― 日本橋出版
〒103-0023　東京都中央区日本橋本町2-3-15
https://nihonbashi-pub.co.jp/
電話／03-6273-2638
発　売――― 星雲社（共同出版社・流通責任出版社）
〒112-0005　東京都文京区水道1-3-30
電話／03-3868-3275
印　刷――― モリモト印刷

ISBN 978-4-434-32988-3